# Wohlfühl-Stretching

## für Senioren

von
Ilka Holst und
Anke Haberlandt



SingLiesel

Druck
FINIDR, Czech Republic

Satz und Umschlag
Martin Janz, Freiburg i.Br.

Fotos
© Johannes Röser

Icons
Gummiband: © vectorwin/shutterstock.com
Handtuch: © anastasiia ivanova/ shutterstock.com
Kissen: © davooda/shutterstock.com

ISBN 978-3-948106-13-3


www.singliesel.de

# Liebe Leserin, lieber Leser,

im Laufe des Lebens nimmt die Beweglichkeit, die Flexibilität des Körpers ab. Unterschiedliche Gründe können dafür verantwortlich sein:

- eintönige, einem immer gleichen Muster folgende Bewegungen,
- der natürliche oder der herbeigeführte Verlust von Muskelmasse und Muskelkraft durch fehlendes Training,
- die Veränderung der Knorpeldicke in den Gelenken und die damit einhergehenden Schmerzen und geringeren Bewegungsmöglichkeiten,
- die Verringerung der Gelenkflüssigkeit (Gelenkschmiere),
- die Einschränkung der Flexibilität des Band- und Sehnenapparats und
- die Reduktion der körperlichen Aktivitäten im Allgemeinen sowie im Sport.

Der Rückgang an Beweglichkeit und Flexibilität hat einen signifikanten Einfluss auf das Wohlbefinden und die Lebensqualität, wenn Sie z. B. geliebte Aktivitäten und Hobbys nicht mehr im gewohnten Maße oder überhaupt nicht mehr durchführen können. Eventuell nimmt Ihre schwindende Flexibilität sogar Einfluss auf Ihre Unabhängigkeit.

Wir laden Sie ein, durch Stretching – Schritt für Schritt – einen Unterschied zu machen. Mit diesem Buch geben wir Ihnen eine Sammlung von Mobilisations- und Dehnübungen für verschiedene Körperbereiche sowie zwei Allround-Programme mit den wichtigsten Basisdehnübungen an die Hand, die sich zur Förderung der Beweglichkeit bewährt haben. Ergänzt werden die Mobilisations- und Dehnübungen durch ein vorbereitendes Aufwärmen und Durchbewegen.

Achtung, jetzt ist es so weit: Legen Sie los! Blättern Sie durch das Buch, suchen Sie sich einzelne Mobilisations- und/oder Dehnübungen aus oder starten Sie direkt mit einem der Allround-Programme. Genießen Sie die wohligen Effekte des In-die-Länge-Kommens!

Viel Freude beim Üben mit diesem Buch wünschen

**Anke Haberlandt und Ilka Holst**

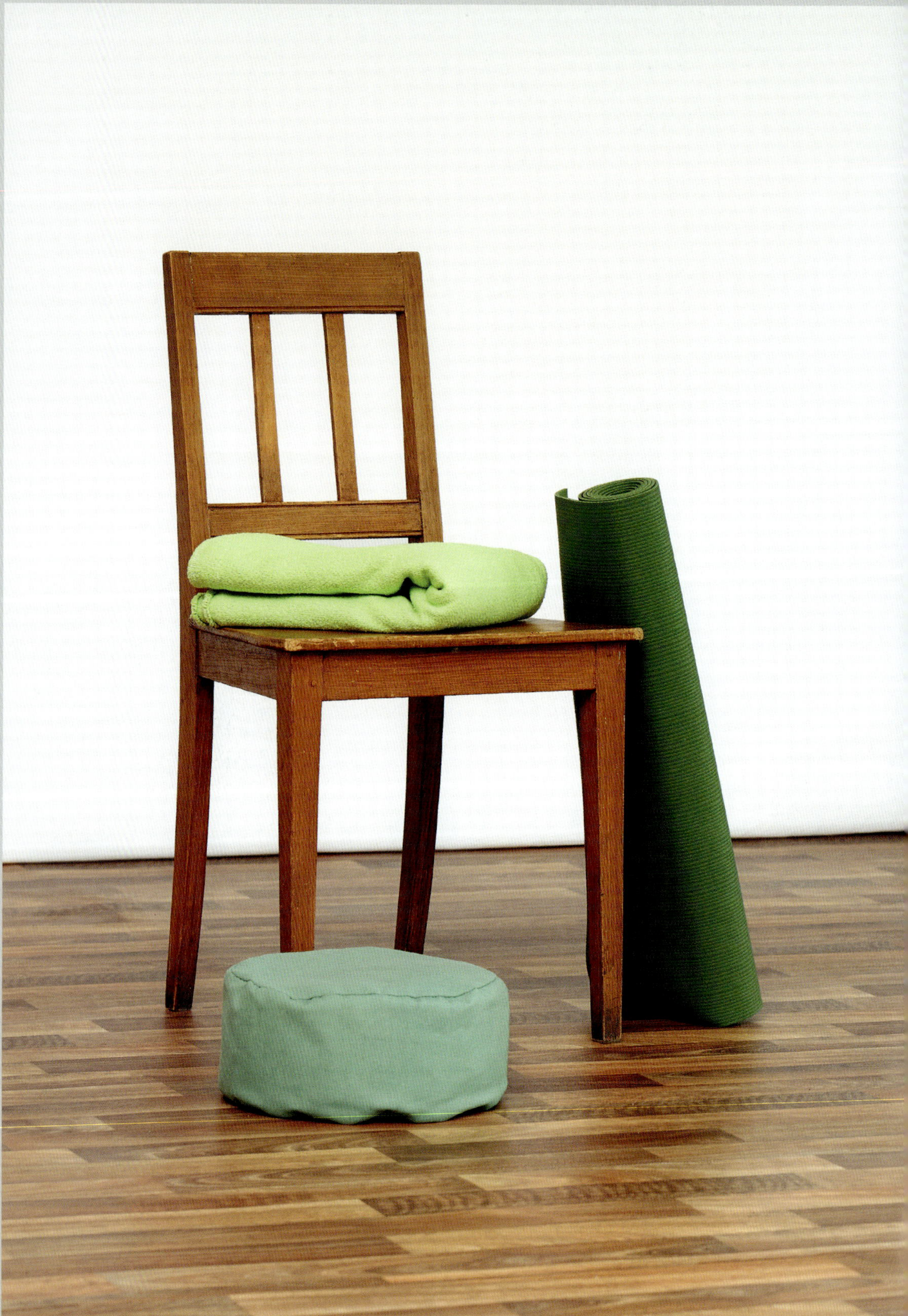

# INHALT

# Üben mit dem Buch

## SO KLAPPT DAS TRAINING ZUHAUSE

### ÜBUNGSPLATZ

Schaffen Sie sich nach den folgenden Kriterien einen geeigneten Raum für Bewegung:

- Breiten Sie Ihre Arme aus und drehen Sie sich langsam um sich selbst, ohne dabei Wände oder Einrichtungsgegenstände zu berühren.
- Enthält Ihr ausgewähltes Dehn- und Mobilisationsprogramm eine Bodenübung, sollten Sie genügend Platz haben, um sich auszustrecken.
- Prüfen Sie den Übungsplatz auf mögliche Stolperfallen, wie z. B. Teppichläufer.
- Die Umgebungstemperatur sollte angenehm sein, damit Sie sich wirklich darauf einlassen können, sich zu lösen und in die Länge zu kommen.

### KLEIDUNG

Tragen Sie bequeme, sporttaugliche Kleidung. Schmuck und Gürtel legen Sie vor dem Training bitte ab, um Verletzungen zu vermeiden. Für einen sicheren Stand empfehlen wir das Tragen von Antirutsch-Socken, festem Schuhwerk ohne Absatz oder Turnschuhen. Wenn Sie möchten, können Sie das Training auch barfuß durchführen.

### HILFSMITTEL

Für einige Übungen benötigen Sie eine rutschfeste **Gymnastikmatte**, deren Dicke für optimalen Liege- und Entspannungskomfort mindestens 0,8 cm betragen sollte.

Je nach Übungsbeschreibung wählen Sie einen stabil stehenden **Stuhl** ohne Armlehne aus.

Die folgenden Hilfsmittel tauchen in den Übungen immer mal wieder auf. Die kleinen Symbole geben an, welche Hilfsmittel entweder für die ganze Übung oder nur für eine Variante benötigt werden.

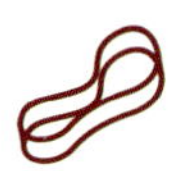

**Gummi- oder Stretchband mit Schlaufen**: Dieses Band wird Ihnen eine gute Hilfe sein, um gewisse Dehnpositionen einnehmen und halten zu können. Alternativ können Sie einen langen Yogagurt nutzen.

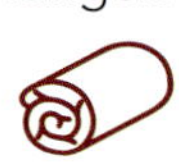

**Handtuch**: Verwenden Sie ein klassisches Handtuch (ca. 50 x 100 cm), ein Sporthandtuch (Mikrofaser) oder einen Schal aus nicht dehnbarem Stoff.

Für ein effektvolles Dehnen und Mobilisieren ist es wichtig, dass Sie genügend Zeit für die Übungen einplanen und in Ruhe trainieren. Damit das Verweilen in einer Dehnposition möglich und für Sie angenehm ist, benötigen Sie als Lagerungshilfe voraussichtlich ein kleines und ein größeres **Kissen**. Auch eine **Wolldecke** oder ein **Handtuch** können als Unterlegung dienen. Sie können sie unter dem Becken oder dem Kopf platzieren, um übermäßigen Druck, wie z. B. auf die Gelenke, zu vermeiden. Kreieren Sie eine beschwerdefreie Übungsposition, damit eine Loslassen-Atmosphäre entstehen kann!

## GESTALTUNG EINER TRAININGSEINHEIT

### AUFWÄRMEN

Das Aufwärmen vor körperlicher Beanspruchung stellt eine sehr gute Verletzungsprophylaxe dar. Für eine Dehn- und Mobilisationseinheit ist es ebenfalls gut, wenn Sie sich auf „Betriebstemperatur" bringen, die Bereitschaft des Nerven- und Muskel-Systems für Bewegung aktivieren und Ihre Aufmerksamkeit auf sich und die Bewegungen lenken. Sie finden in diesem Buch ein Aufwärm-Ritual im Stehen (S. 17), das Sie gern auch im Sitzen durchführen können (S. 20). Einzig die Hüftstrecker-Übung „Skilanglauf" wird im Sitzen variiert.

Üben Sie nicht mit vollem Magen! Direkt nach dem Essen und bis zu einer Stunde danach ist Ihr Körper mit der Verdauung beschäftigt. Eventuell müssen Sie aufstoßen, Ihnen wird schlecht oder Sie fühlen sich einfach unwohl und noch nicht trainingsbereit. Deswegen: Trainieren Sie ohne Völlegefühl!

### DAS TRAINING

Nachdem Sie aufgewärmt sind, starten Sie in den ersten Wochen mit dem Allround-Programm, dadurch erlangen Sie eine grundlegende Beweglichkeit. Ergänzen Sie Übungen des Allround-Programms durch Mobilisationen, wenn Sie möchten. Nach und nach können Sie einzelne Übungen aus der Übungssammlung „Stretching" hinzufügen, je nach Bedürfnis und Zielsetzung.

Nutzen Sie auch Ihren Alltag, um Ihre Mobilität und Dehnfähigkeit zu fördern:

- Strecken Sie abwechselnd Ihre Arme nach oben aus und greifen Sie mit den Händen nach oben, als würden Sie etwas aus dem obersten Regal fassen wollen.
- Nutzen Sie eine Treppenstufe, um Ihre Wadenmuskulatur zu dehnen.
- Recken und strecken Sie sich mit beiden Armen in die Länge, bevor Sie von einem Stuhl oder Sessel aufstehen.
- Drehen Sie sich sanft nach rechts und links, so als wollten Sie hinter sich blicken.

Wir empfehlen Ihnen, drei Dehneinheiten in der Woche durchzuführen. Damit Sie Erfolge im Dehnungstraining erleben, üben Sie sich in Geduld und „bleiben Sie dran", denn die Regelmäßigkeit bringt Sie Ihrer Wunschbeweglichkeit näher.

## HERUNTERGEHEN UND AUFSTEHEN

Grundsätzlich können Sie das Heruntergehen und Aufstehen ohne Abstützhilfe durchführen, wenn Sie darin geübt sind und es sich zutrauen. Sollten Sie Zweifel haben, ob es Ihnen unfallfrei gelingen kann, nehmen Sie sich einen Stuhl zu Hilfe: Stellen Sie den Stuhl mit der Sitzfläche zu Ihnen ausgerichtet hin und stützen Sie sich mit beiden Händen auf der Sitzfläche ab. Beugen Sie die Knie, spannen Sie die Bauchdecke nach innen-oben an und bringen Sie die Knie nacheinander zum Boden. Von hier aus können Sie in jede andere Ausgangsposition gelangen.

Finden Sie Ihre persönliche Lösung zum Heruntergehen und Aufstehen in Ihrer Geschwindigkeit: Sie können krabbeln, sich hinunterschieben, über die Seite rollen – alles ist erlaubt!

## FREUDE UND WOHLBEFINDEN

Achten Sie darauf, dass Ihnen das Dehn- und Mobilitätstraining Freude und Wohlbefinden schenkt. Diese zwei Empfindungen sind die beste Motivation fürs Weitermachen. Doch tatsächlich werden Sie beim Dehnen einen Dehnungsschmerz empfinden. Dieser muss sein, damit die zu dehnenden Strukturen, wie Muskeln und Bindegewebe, sich dazu aufgefordert fühlen, in eine neue tolerierte Länge zu kommen.

Vielleicht fragen Sie sich: Wie viel Schmerz ist „richtig"? Lassen Sie uns eine Skala von 1 bis 10 nehmen: Die Zahlen 1 bis 4 stehen für „kein bis sehr geringer Dehnungsschmerz" und die Zahlen 9 und 10 stehen für „zu viel Dehnungsschmerz, nicht auszuhalten". Pendeln Sie Ihr Schmerzempfinden zwischen dem Bereich 5 bis 8 der Dehnskala ein. Diese stehen für: „Ich spüre eine deutliche Dehnung, ein deutliches Ziehen, kann es aber noch gut aushalten." Lesen Sie dazu das Kapitel „Stretching Know-how" (S. 10).

Üben Sie sich darin, sich auf den Dehnungsschmerz einzulassen, und genießen Sie das „Wohlweh" unter Beibehaltung einer ruhigen Atmung. Schenken Sie sich ein Lächeln und seien Sie stolz auf sich, wenn Sie üben! Wichtig ist: Egal, wie Sie starten, fangen Sie an! Jeder noch so kleine Dehn- und Mobilisationsbaustein in Ihrem Alltag ist wichtig und wird Sie in Ihrem Wohlbefinden unterstützen. Bauen Sie aus diesem Grund Bewegungsrituale in Ihren Alltag ein:

- Recken und strecken Sie sich im Bett wie ein Seestern in alle Himmelsrichtungen.
- Kreisen Sie beim Zähneputzen das Becken.

- Rollen Sie die Schultern vor und zurück, während Sie sich einen Tee oder Kaffee zubereiten.
- Kreisen Sie die Handgelenke zwischen jedem Wäschestück, das Sie auf die Wäscheleine hängen.
- Rollen Sie bewusst Ihre Füße von der Fußspitze zur Ferse ab, wenn Sie spazieren gehen, und schwingen Sie Ihre leicht angewinkelten Arme aktiv vor und zurück. Dadurch entsteht eine angenehme Rotation im Oberkörper.

## RESÜMEE/FAZIT

Fühlen Sie in diesem Moment in sich hinein: Welche Bewegung braucht Ihr Körper? Ein tiefes Ein- und Ausatmen? Möchte die Wadenmuskulatur gedehnt werden oder der Oberkörper sich recken und strecken? Beginnen Sie doch mit dem Aufwärm-Ritual (S. 16) und führen Sie danach ein Allround-Programm (S. 25) durch.

Hören Sie nach Ihrem Training in Ihren Körper hinein: Benötigen Sie nun eine Aktivierung des Kreislaufs? Dann schütteln Sie alles locker durch und beleben Sie damit die Durchblutung. Oder benötigen Sie einen ruhigen, entspannten Nachklang? Dann atmen Sie ruhig und beobachten Sie den Fluss Ihres Atems für ein paar Minuten. So können Sie froh und gelöst in den weiteren Tag gehen!

# Stretching Know-how

## BEWEGLICH BLEIBEN FÜR EINEN GESUNDEN KÖRPER

Vielleicht kennen Sie das aus Ihrem Alltag: Sie knien bei der Gartenarbeit oder haben eine lange Autofahrt hinter sich. Wie gut tut es dann dem Körper, wenn Sie sich anschließend strecken, recken und in alle Richtungen ziehen und bewegen!

### FÜR MEHR BEWEGLICHKEIT IM ALLTAG

Dehnübungen können für unterschiedliche Ziele angewendet werden:

- für mehr Agilität und ein besseres Wohlbefinden,
- für ein besseres Körperbewusstsein,
- zum Erhalt oder zur Verbesserung der Beweglichkeit,
- für mehr Entspannung und zur Schmerzreduktion,
- als Gegenbewegung zur Beugehaltung in alltäglichen Lebenssituationen.

Eine ausreichende Beweglichkeit ist ebenso bedeutend für einen gesunden und belastbaren Körper wie eine gute Kraft- und Ausdauerfähigkeit. Das Thema „Beweglichkeitstraining" wurde in der Vergangenheit oft kontrovers diskutiert, doch neueste wissenschaftliche Studien belegen die Sinnhaftigkeit eines regelmäßigen Dehnungstrainings unabhängig vom Alter.

Viele alltägliche Bewegungsmuster tragen nicht dazu bei, unsere Beweglichkeit zu fördern. Im Gegenteil: Bewegungsarmut, Gewohnheitshaltungen wie häufiges und langes Sitzen, aber auch ungünstige Körperhaltungen bei sportlichen Tätigkeiten können sich negativ auf unsere Beweglichkeit auswirken. Muskeln und andere Strukturen, wie Bindegewebe, passen sich an diese Alltagshaltungen an und schränken die Beweglichkeit des gesamten Körpers oder bestimmter Körperpartien ein. Viele dieser ungünstigen Körpermuster und Haltungen sind sogenannte Beugehaltungen, wie z. B. der gerundete Rücken mit vorgezogenen Schultern, denen man mit gezielten Dehnübungen und Mobilisationen entgegenwirken kann.

## WER RASTET, DER ROSTET

Mit Beweglichkeit, Flexibilität oder Dehnfähigkeit wird die Bewegungsweite in einem Gelenk beschrieben. Diese Bewegungsweite kann vom Gelenk selbst vorgegeben sein oder von der neuronalen Toleranz des Bewegungssystems. Auch andere Faktoren nehmen Einfluss auf unsere Beweglichkeit: So hängt die individuelle Beweglichkeit u. a. vom Geschlecht und der Genetik ab.

Der Hauptgrund für das Ausmaß der Beweglichkeit sind allerdings die alltäglichen Gewohnheiten. Denn unsere Bewegungsmuster und Alltagshaltungen bilden im Gehirn neuronale Muster. Diese werden dort als „normal" betrachtet, und so kommt es bei Bewegungsarmut und Haltungsschwächen zu Einschränkungen im Bewegungsapparat.

Vielleicht kennen Sie den Spruch „Wer rastet, der rostet." Man könnte ihn auch so interpretieren: „Was man nicht nutzt, das verliert man." Im Zusammenhang mit der Beweglichkeit bedeutet dies, dass die Art, wie wir unseren Körper bewegen, darüber entscheidet, über welche Bewegungsweite und Geschmeidigkeit wir verfügen.

## DEHNSCHWELLE UND DEHNGRENZE

Regelmäßiges Dehnen kann die Beweglichkeit erhalten oder sogar verbessern. Wenn Sie nun beim Stretching Dehnreize setzen, reagiert Ihr Körper auf diese Reizsetzung mit Schmerz, dem Dehnschmerz. In erster Linie wirkt das Dehntraining also auf neuronaler Ebene (Nervensystem), in zweiter Linie wirkt es auf Körperebene mit strukturellen Anpassungen im Gewebebereich. Wenn wir eine Dehnposition einnehmen, werden wir je nach körperlicher Vorerfahrung einen Dehnschmerz spüren, das erste individuelle Wahrnehmen dieser Dehnspannung nennt man „Dehnschwelle". Wird die Dehnung z. B. durch eine Veränderung der Körperposition oder durch zusätzliche Aktivierung von Muskulatur verändert, kommt es zu einer Steigerung der Dehnintensität bis hin zur „Dehngrenze" – hier entscheidet das subjektive Empfinden über das Ende des Bewegungsradius.

Langfristiges Ziel im Dehnungstraining ist also eine verbesserte neuronale Toleranz unseres Körpers gegenüber der Dehnspannung.

## SKALA DER DEHNINTENSITÄT

Folgendes empfehlen wir Ihnen zur Steuerung der Dehnintensität bei Ihren Übungen: Stellen Sie sich eine Skala der Dehnintensität von 0 bis 10 vor.

- Der **Bereich 0 bis 4** bedeutet: kein bis wenig Dehnschmerz. Ein Dehnungstraining in diesem Bereich wird langfristig keine Anpassungsprozesse anregen und dient nur dem „Status quo" – dem Beweglichkeitserhalt.

- Der **Bereich 5 bis 8** bedeutet: Sie nehmen einen Dehnschmerz (Dehnspannung) deutlich wahr. Das Schmerzempfinden ist jedoch für Sie annehmbar: „Man kann sich darauf einlassen", ein Gefühl von „Wohlweh".
  In diesem Bereich kommt es mittel- bis langfristig zu einer Anpassung auf neuronaler Ebene und auf Körperebene, welche uns im Alltag hilft. **Bewegen Sie sich bei Ihren Dehnsequenzen vorrangig in diesem Intensitätsbereich.**
- Der **Bereich 9 bis 10** ist die individuelle Dehngrenze. Sie empfinden: „Von hier kann ich nicht weitergehen", „Ich habe mein individuelles Bewegungsausmaß erreicht". Die individuelle Dehngrenze kann sich durch regelmäßiges Dehnen verschieben, was u. a. für bestimmte sportliche Leistungen nötig ist, wie z. B. im Tanzsport, Turnen oder Kampfsport.

Für langfristige Anpassungen ist ein regelmäßiges Dehntraining notwendig, denn die strukturellen Anpassungen im Muskel- und Bindegewebe benötigen oft mehrere Monate. Es empfiehlt sich, ähnlich wie im Krafttraining 2- bis 3-mal pro Woche ein Dehnprogramm durchzuführen. Hier gilt es, dranzubleiben nach dem Motto „Steter Tropfen höhlt den Stein." Geben Sie Ihrem Muskel- und Fasziengewebe nach dem Dehntraining auch eine angemessene Regenerationszeit von 24 bis 72 Stunden (ein Richtwert nach der derzeitigen Studienlage).

## LOCKERER UND GELÖSTER

Nach einem Dehntraining fühlen Sie vielleicht schon eine direkte Veränderung im Körper oder in der gedehnten Muskelgruppe – Sie fühlen sich lockerer, gelöster und vielleicht auch länger und agiler. Bei regelmäßig durchgeführten Dehnsequenzen kann es bei zu kurzen Pausenzeiten zunächst auch zu einer Erstverschlechterung kommen, die mit einem Gefühl von Steifheit einhergeht. Oder der wahrgenommene Dehnschmerz (Dehnspannung) ist intensiver als gewohnt. Dann geben Sie Ihrem Körper noch etwas Erholung, führen Sie das Aufwärm-Ritual durch, um Ihre Stoffwechselprozesse zu aktivieren, und mobilisieren Sie Ihren Körper und die Gelenke durch Übungen aus dem Bereich „Mobilisation" (ab S. 51).

Die Mobilisationsübungen haben einen lösenden Charakter, die Gelenke werden sanft, ohne große Druckbelastung bewegt. Ihr Körper kommt in einen Zustand der funktionellen Entspannung.
Neben den Regenerationstagen ist auch das Aufwärmen unverzichtbar, um Verletzungen vorzubeugen (Aufwärmen, ab S. 16).

## AUFWÄRMEN – WARUM UND WIE LANGE?

Die Körpertemperatur hat einen großen Einfluss auf die Beweglichkeit. Durch ein ausreichendes Aufwärmen von Muskeln und Gelenken erhöht sich die allgemeine Stoffwechselaktivität des Körpers, auch die Verarbeitungsprozesse des Nervensystems werden beschleunigt. Der wichtigste Aspekt ist die Körperwärme, die durch das „Durchbewegen" des Körpers entsteht. Diese verbessert signifikant die Elastizität und die Gleitfähigkeit der Gewebestrukturen (Verletzungsprophylaxe) und ermöglicht es, das Dehntraining gut vorbereitet zu starten.

Mit höherem Alter benötigt der Körper allerdings mehr Zeit, um diese Prozesse in Gang zu bringen. Deshalb sollten Sie sich auf jeden Fall 15 Minuten mobilisieren und bewegen, um alles in Schwung zu bringen. Oder Sie führen Ihr ausgewähltes Allround-Programm nach einem flotten Spaziergang oder nach dem „Radeln" durch.

## DEHNEN – WIE GENAU …

Dehnen braucht Aufmerksamkeit, ein „Hineinspüren" in den Körper. Diese Selbstachtsamkeit ist wertvoll, denn es gilt, die eigenen Grenzen des Körpers zu respektieren. Gehen Sie nicht über diese Grenzen hinaus, bleiben Sie gelassen und konzentrieren Sie sich auf Ihre Atmung. Atmen Sie ruhig, tief und gleichmäßig. Ein fließender Atem unterstützt Sie in Ihrer Entspannungsfähigkeit. Wenn Sie regelmäßig Dehnübungen durchführen, werden Sie nicht nur eine Verbesserung Ihrer Bewegungsweite feststellen, auch Ihre Körperwahrnehmung wird sich verfeinern, und Sie werden immer mehr Details und Reaktionen Ihres Körpers im Bewegungsablauf der Dehnung erspüren.

Bedenken Sie, dass der Dehnschmerz zum Dehnen dazugehört, bleiben Sie in Ihren Gedanken positiv. Formulieren Sie Gedankensätze wie: „Das Ziehen im Muskel ist gut für meinen Körper", „Mein Atem gibt mir Kraft", „Mein Muskelschmerz ist etwas Gutes", „Ich freue mich auf das Lösen".
Es gibt verschiedene Dehntechniken. In diesem Buch werden Sie vorrangig zwei übergeordnete Methoden finden: die statische Dehnung und die dynamische Dehnung.

### *Die statische Dehnung*

Bei der statischen Dehnung wird die eingenommene Dehnposition über eine festgelegte Zeitspanne gehalten. Hierbei kann die Dehnung einen lösenden, schmelzenden Charakter haben. Durch ein Nachgeben/Lösen in der zu dehnenden Muskulatur vertieft man die Dehnposition. Man schmilzt in die Dehnung hinein, dabei wirkt eine tiefe, ruhige Atmung unterstützend. Ebenso kann bei der statischen Dehnung nach zwei bis drei Atemzügen oder fünf bis sechs Sekunden eine kleine Veränderung der Dehnposition vorgenommen werden, z. B. durch das Aktivieren oder Lösen von bestimmten Muskeln, durch Beugen oder stärkeres Strecken eines Gelenks oder die Veränderung der Oberkörperposition.

### *Die dynamische Dehnung*

Man kann die dynamische Dehnung auch als elastisch-federnde Dehnhaltung bezeichnen. Dabei werden die kleinen Federbewegungen, z. B.

der Arme im Schultergelenk, möglichst immer im letzten Drittel der Dehnspannung ausgeführt.

### *Kombination*

Manchmal werden die beiden Methoden miteinander kombiniert, dabei wird meist die Dehnung zuerst statisch gehalten und dann durch kleine federnde Impulse verändert. Bei beiden Methoden bleibt man im Bereich der Dehnskala zwischen 5 und 8 der Dehnintensität.

## ... UND WIE LANGE?

Jede Dehnung sollte **mindestens 20 bis 60 Sekunden** durchgeführt werden. Tasten Sie sich langsam an die längere Haltezeit heran und steigern Sie die Zeit von Mal zu Mal und je nach Befinden (Tagesform).
Im Yogabereich gibt es auch wesentlich längere Dehnzeiten bis zu mehreren Minuten. Hier stehen andere Körpersysteme und die positiven Wirkungen auf diese durch die lange gehaltenen Asanas (Yogahaltungen) im Vordergrund.
Im funktionellen Dehntraining konnten durch die Sportmedizin bei längeren Dehnzeiten über 90 Sekunden jedoch bisher keine weiteren positiven Effekte für Muskulatur und Faszien nachgewiesen werden. Unsere Empfehlung lautet daher, jede Dehnung bis zu einer Minute durchzuführen.

## FÜR EINE GUTE GESUNDHEIT

Bevor Sie mit Ihrem Dehnungstraining beginnen, sollten Sie bei folgenden Beschwerden vorab mit Ihrem Arzt Rücksprache halten: frische Verletzungen/Operationen, Entzündungen, Zerrungen, starke Schmerzen, Osteoporose und künstliche Gelenke.

Generell ist festzuhalten, dass ein Dehntraining für den Körper Gelenkgesundheit, Bewegungsfreiheit und weniger Muskelschmerz bedeutet. Werden Dehnübungen regelmäßig und sinnvoll angewendet, pflegen sie die Gelenke und sorgen für eine aufrechte Körperhaltung und ausreichend Bewegungsfreiheit bis ins hohe Alter.

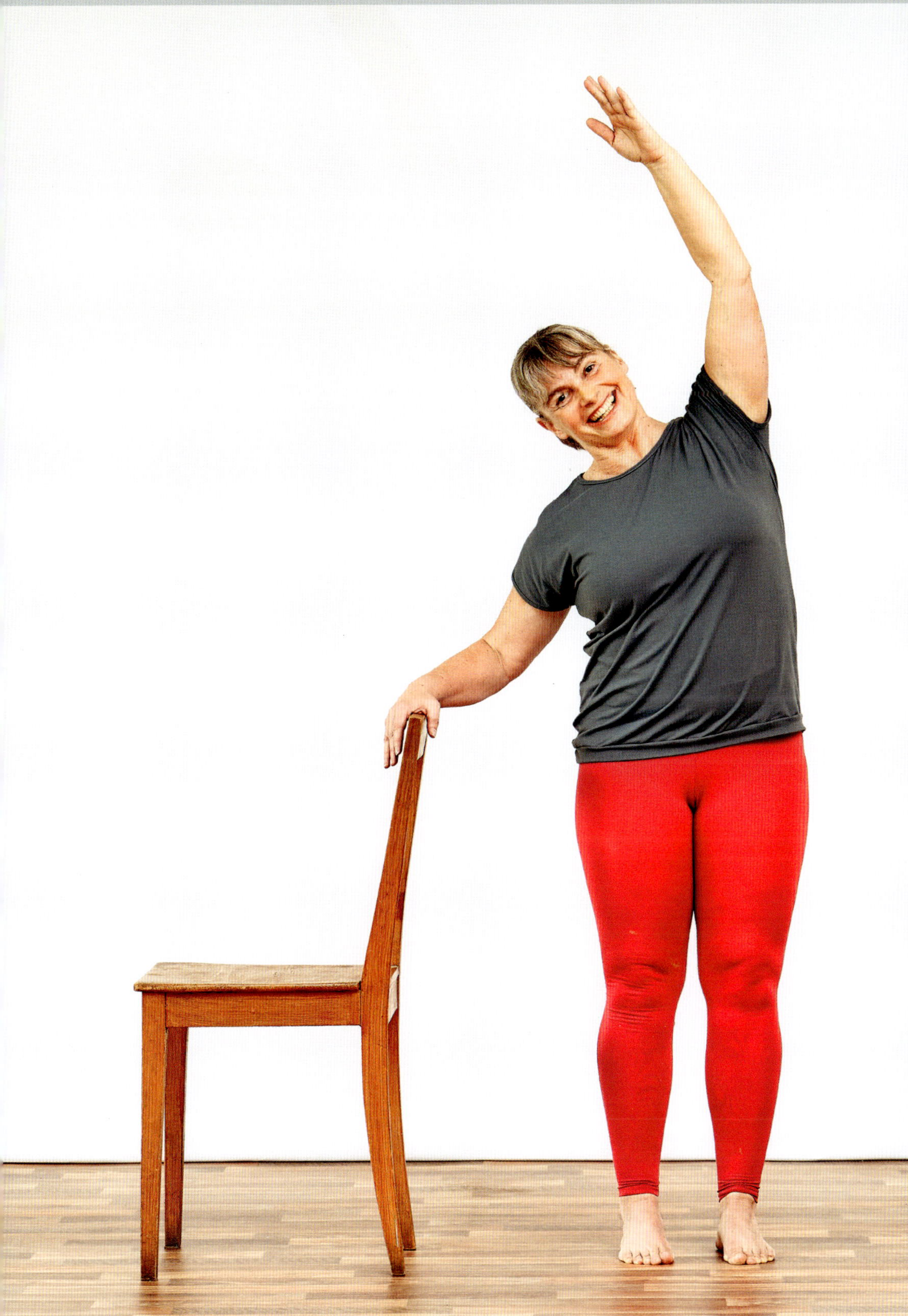

# Aufwärmen

Schön, dass Sie sich dehnen wollen! An Ihrem Übungsplatz steht alles parat, etwaige Hilfsmittel wie Stuhl oder Gymnastikmatte, ein Getränk zur Erfrischung? Spielt angenehme Musik im Hintergrund? Prima!

Dann beginnen Sie nun mit dem Aufwärmen und Durchbewegen und stimmen sich damit geistig wie körperlich auf die Herausforderung des Stretchens und Mobilisierens ein.

Wenn Sie möchten, können Sie das Aufwärmen und Durchbewegen als eigenen Baustein sehen und diesen jeden Tag durchführen. Sie gewinnen dadurch schon wichtige Momente des In-Bewegung-Kommens.

Planen Sie, ein Allround-Programm oder eine einzelne Übung durchzuführen, gehört das Aufwärmen vor diese Mobilisations- bzw. Dehneinheit.

Das Aufwärmen sollte 15 Minuten dauern. Diese Zeitspanne ist notwendig, um die gewünschten Effekte, wie z. B. die Vermehrung der Gelenkschmiere, die Verbesserung der Gleitfähigkeit der einzelnen Anteile eines Muskels, einer Sehne und die Erhöhung der Stoffwechselaktivität zu erreichen.

# Aufwärm-Ritual im Stehen

### 1 SPAZIERGANG AUF DER STELLE

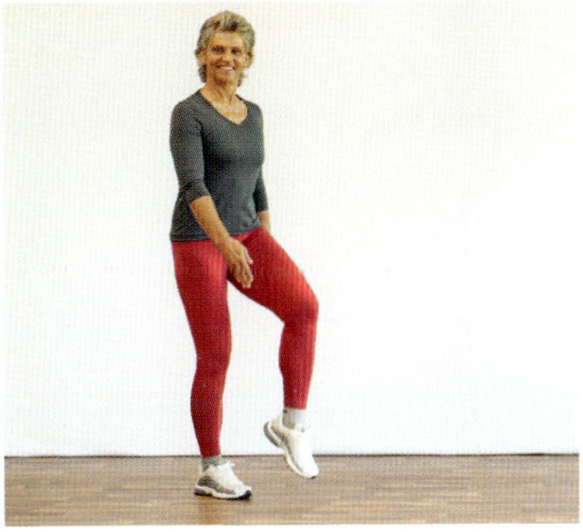

Gehen Sie locker auf der Stelle und rollen Sie die Füße von den Spitzen zu den Fersen ab.

### 2 SPAZIERGANG MIT SCHULTERKREISEN

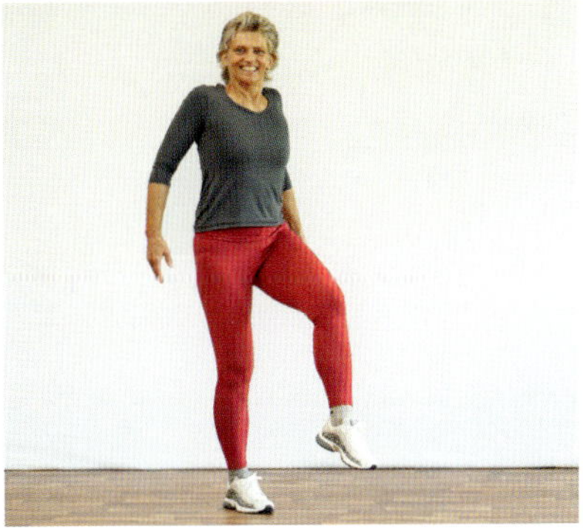

Gehen Sie locker auf der Stelle und kreisen Sie jede Schulter einzeln oder beide Schultern gemeinsam von vorn nach hinten.

### 3 SPAZIERGANG MIT ANGEWINKELTEN ARMEN

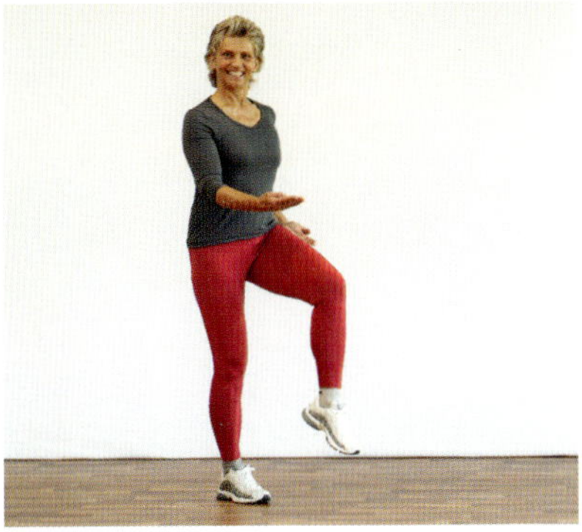

Gehen Sie locker auf der Stelle und bewegen Sie die Arme vor und zurück; die Arme sind dabei um ca. 90 Grad angewinkelt.

### 4 FEDERN MIT „FLAMENCO"

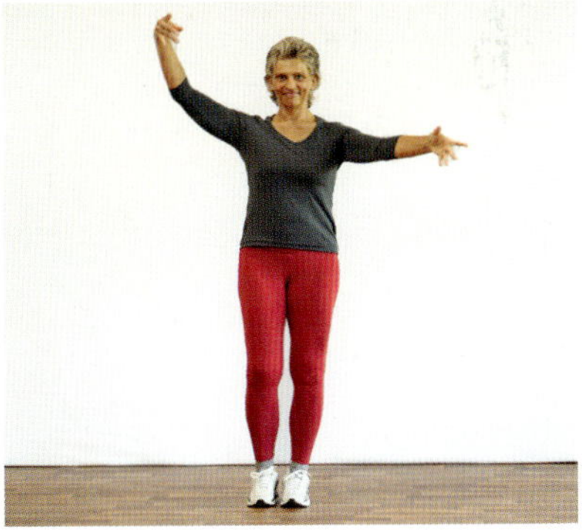

Federn Sie in den Knien und bewegen Sie dabei die Handgelenke und Finger wie beim Flamenco.

## 5 TAPP „HEISSER SAND“

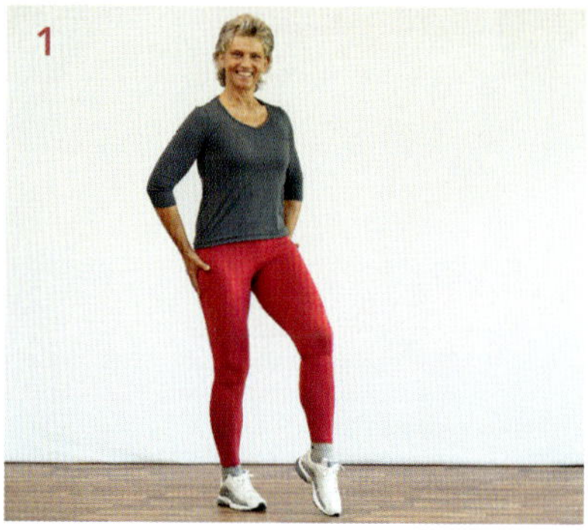


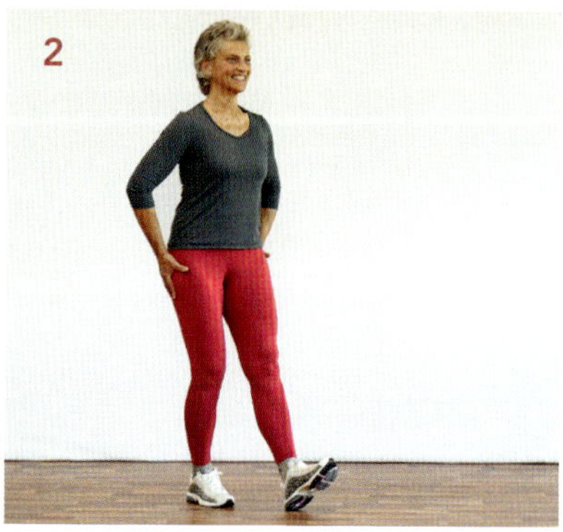


Tippen Sie **1** die Fußspitzen und **2** Fersen vorn, zur Seite oder hinten auf; die Richtung „hinten“ ist nur als Fußspitzen-Tapp möglich.

## 6 KICK „KUNG-FU“

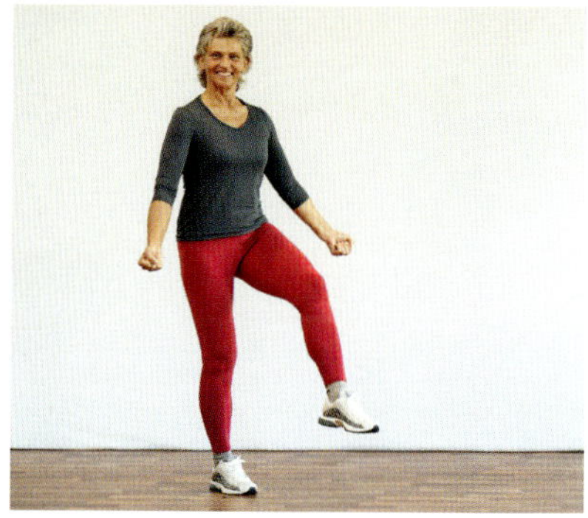

Führen Sie unter Spannung den Unterschenkel nach vorn und zurück unter den Oberschenkel (Bewegung im Kniegelenk); bewegen Sie die Beine im Wechsel oder mehrmals auf einer Seite hintereinander.

## 7 „SKILANGLAUF“

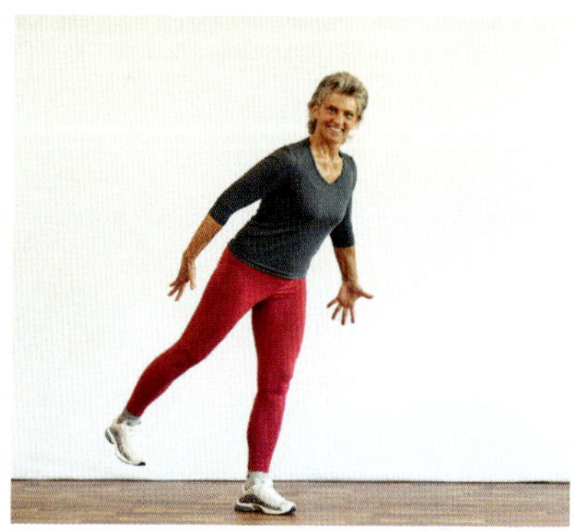

Strecken Sie die Beine im Wechsel lang nach hinten aus (Bewegung im Hüftgelenk), die Arme können mitmachen; halten Sie sich bei Unsicherheiten gern an einem Stuhl fest.

## 8 WIRBELSÄULE „WELLE“

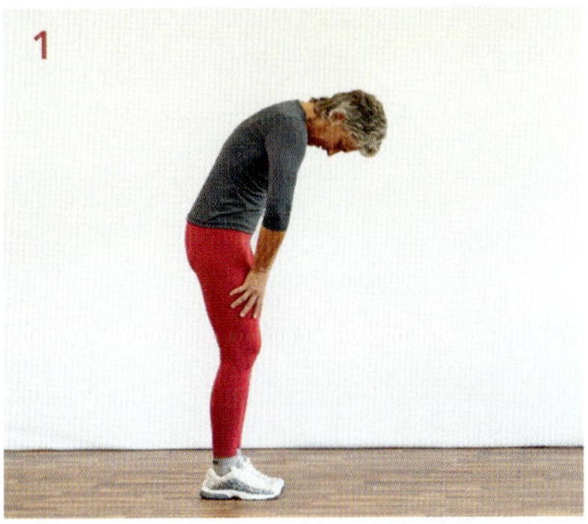


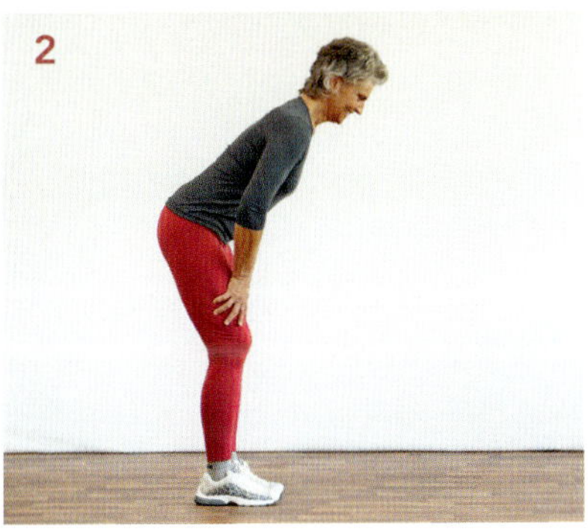


**1** Runden (Wellenberg) und **2** strecken (Wellental) Sie sanft die gesamte Wirbelsäule; stützen Sie die Hände dabei auf den Oberschenkeln ab.

## 9 WIRBELSÄULE „PFEFFERMÜHLE“

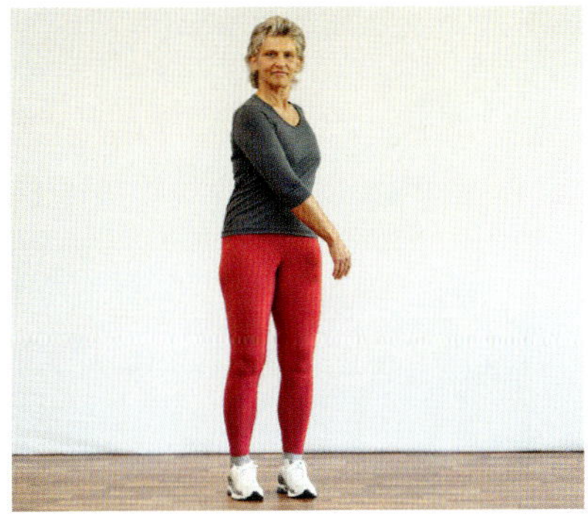

Rotieren Sie die Brustwirbelsäule sanft nach rechts und links – bei festem Stand mit leicht gebeugten Knien und langgestreckter Wirbelsäule. Schwingen Sie die Arme dabei gern locker mit.

Je nachdem, wie stabil und sicher Sie sich im Stand bewegen können, werden die Aufwärmübungen frei im Raum oder mit einer Hand an der Stuhllehne oder an der Wand geturnt.

# Aufwärm-Ritual im Sitzen

### 1 SPAZIERGANG AUF DER STELLE

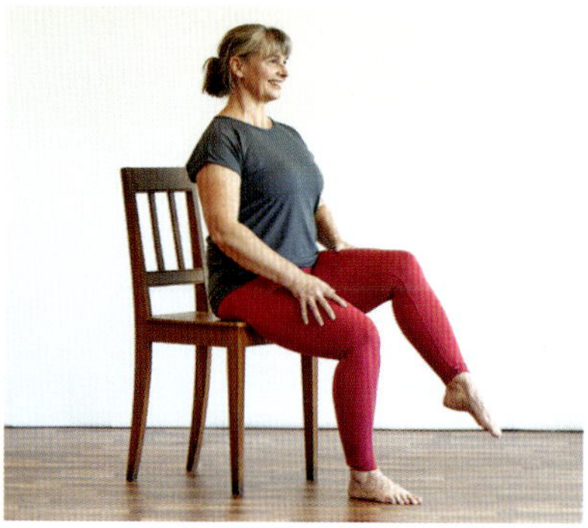

„Gehen" Sie locker auf der Stelle und rollen Sie die Füße von den Spitzen zu den Fersen ab.

### 2 SPAZIERGANG MIT SCHULTERKREISEN

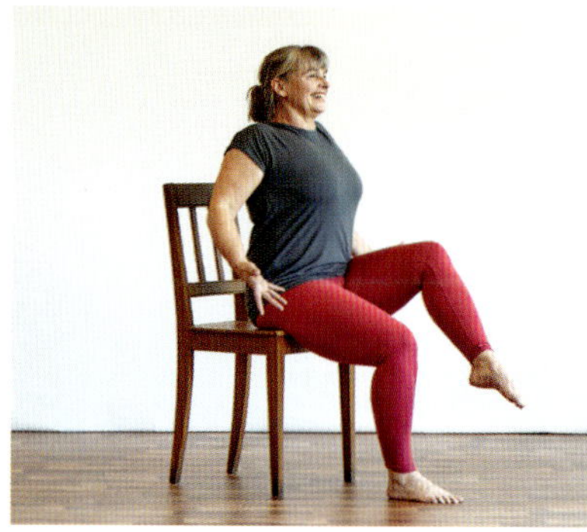

„Gehen" Sie locker auf der Stelle und kreisen Sie jede Schulter einzeln oder beide Schultern gemeinsam von vorn nach hinten.

### 3 SPAZIERGANG MIT ANGEWINKELTEN ARMEN

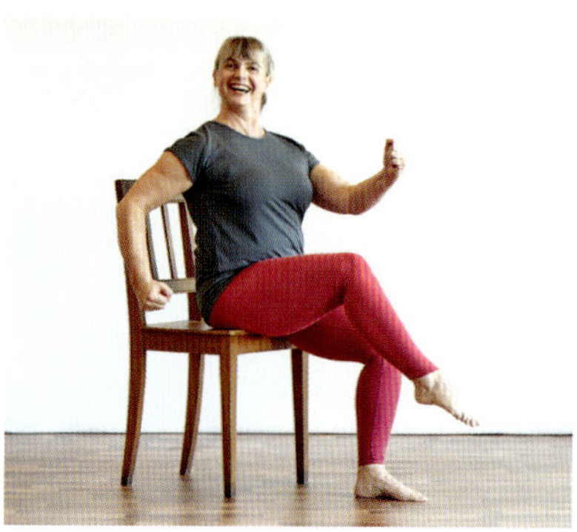

„Gehen" Sie locker auf der Stelle und bewegen Sie die Arme vor und zurück; die Arme sind dabei um ca. 90 Grad angewinkelt.

### 4 „FLAMENCO"

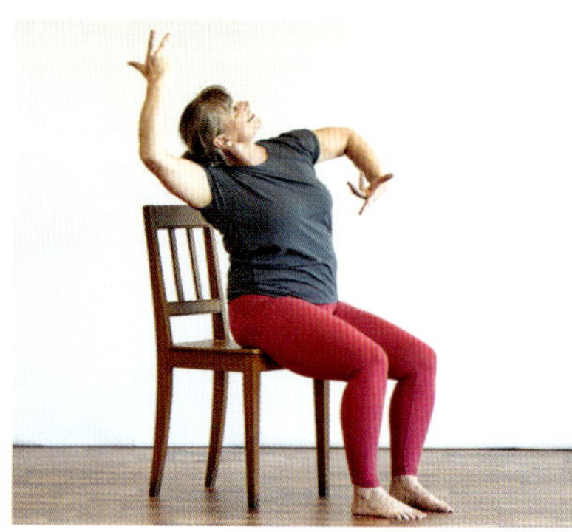

Bewegen Sie die Handgelenke und Finger wie beim Flamenco, während Sie Ihren Oberkörper frei mitgehen lassen.

## 5 TAPP „HEISSER SAND“

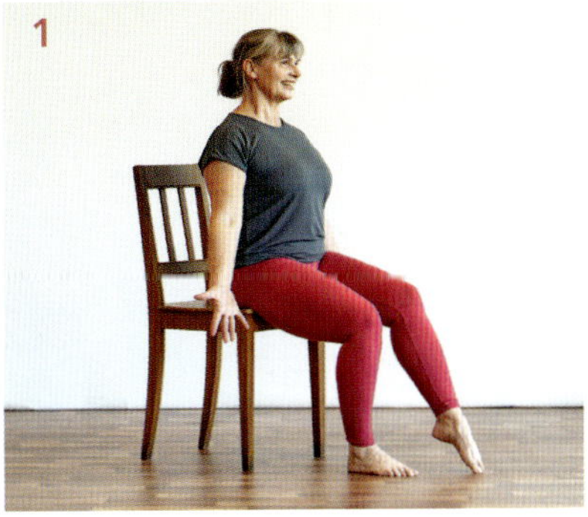


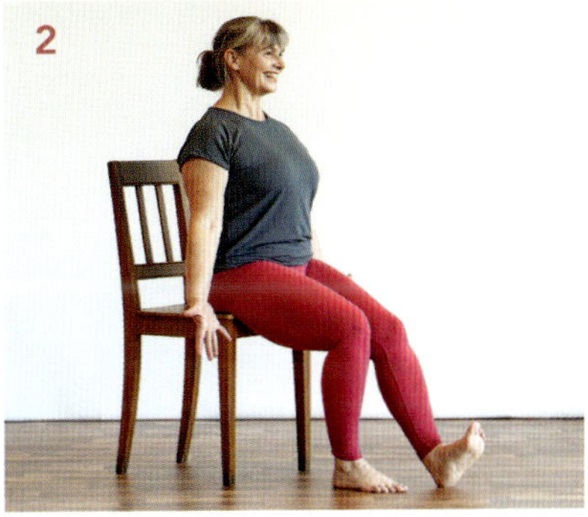


Tippen Sie **1** die Fußspitzen und **2** Fersen vorn, zur Seite oder hinten auf; die Richtung „hinten“ ist nur als Fußspitzen-Tapp unter die Sitzfläche möglich.

Sitzen Sie im vorderen Drittel des Stuhls, mit aufgerichteter Wirbelsäule sowie aktivierter Bauchdecke nach innen-oben und führen Sie die Übungen mit Freude und Elan durch.

## 6 KICK „KUNG-FU“

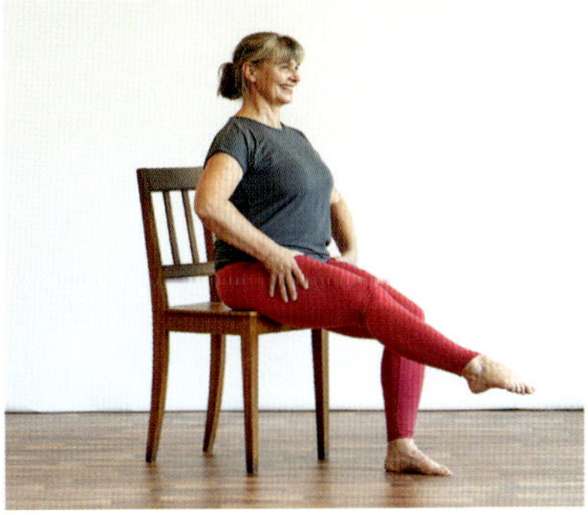

Führen Sie unter Spannung den Unterschenkel nach vorn und zurück unter den Oberschenkel (Bewegung im Kniegelenk); bewegen Sie die Beine im Wechsel oder mehrmals auf einer Seite hintereinander.

## 7 „SKILANGLAUF“

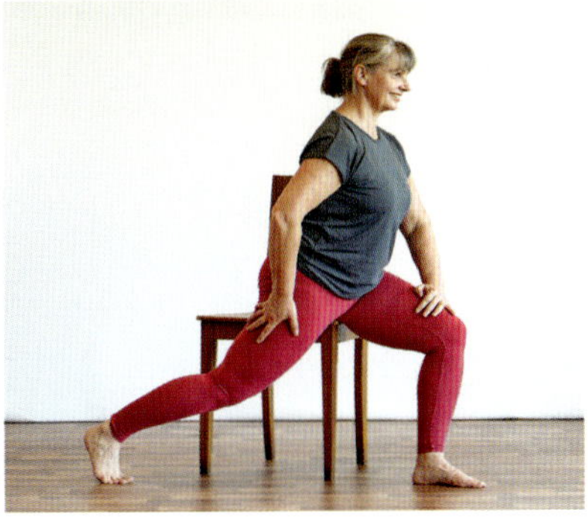

Setzen Sie sich mit einer Beckenhälfte auf eine Seite des Stuhls. Führen Sie das Bein auf der freien Seite nach hinten. Wiederholen Sie die Bewegung mehrfach (Bewegung im Hüftgelenk) und wechseln Sie dann die Seite.

## 8 WIRBELSÄULE „WELLE“

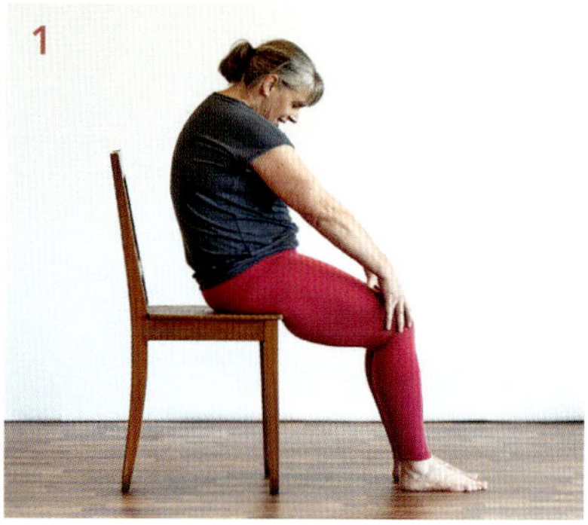
1

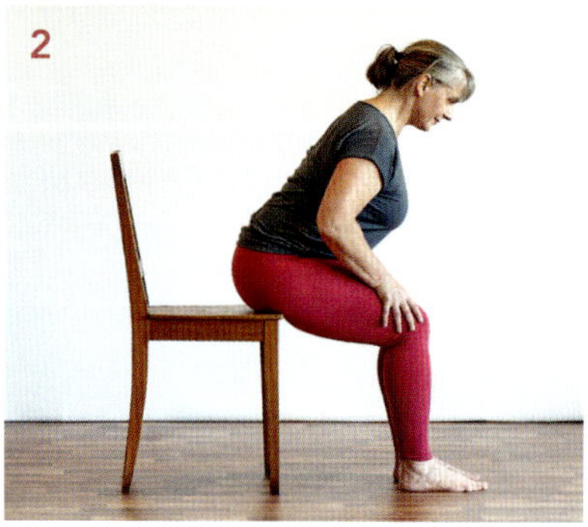
2

**1** Runden (Wellenberg) und **2** strecken (Wellental) Sie sanft die gesamte Wirbelsäule; stützen Sie die Hände dabei auf den Oberschenkeln ab.

## 9 WIRBELSÄULE „PFEFFERMÜHLE“

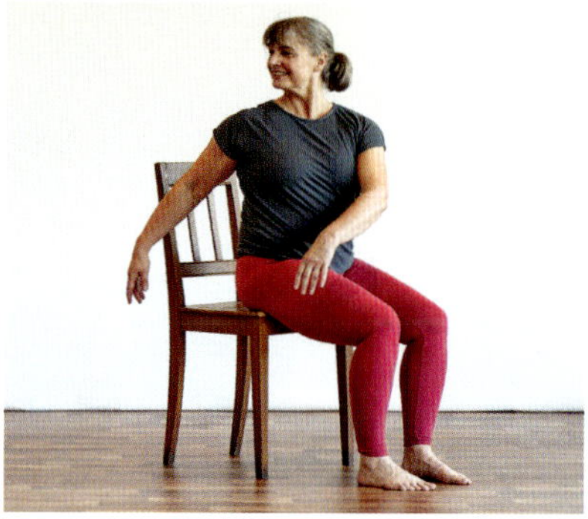

Rotieren Sie die Brustwirbelsäule sanft nach rechts und links – bei langgestreckter Wirbelsäule. Schwingen Sie die Arme dabei gern locker mit.

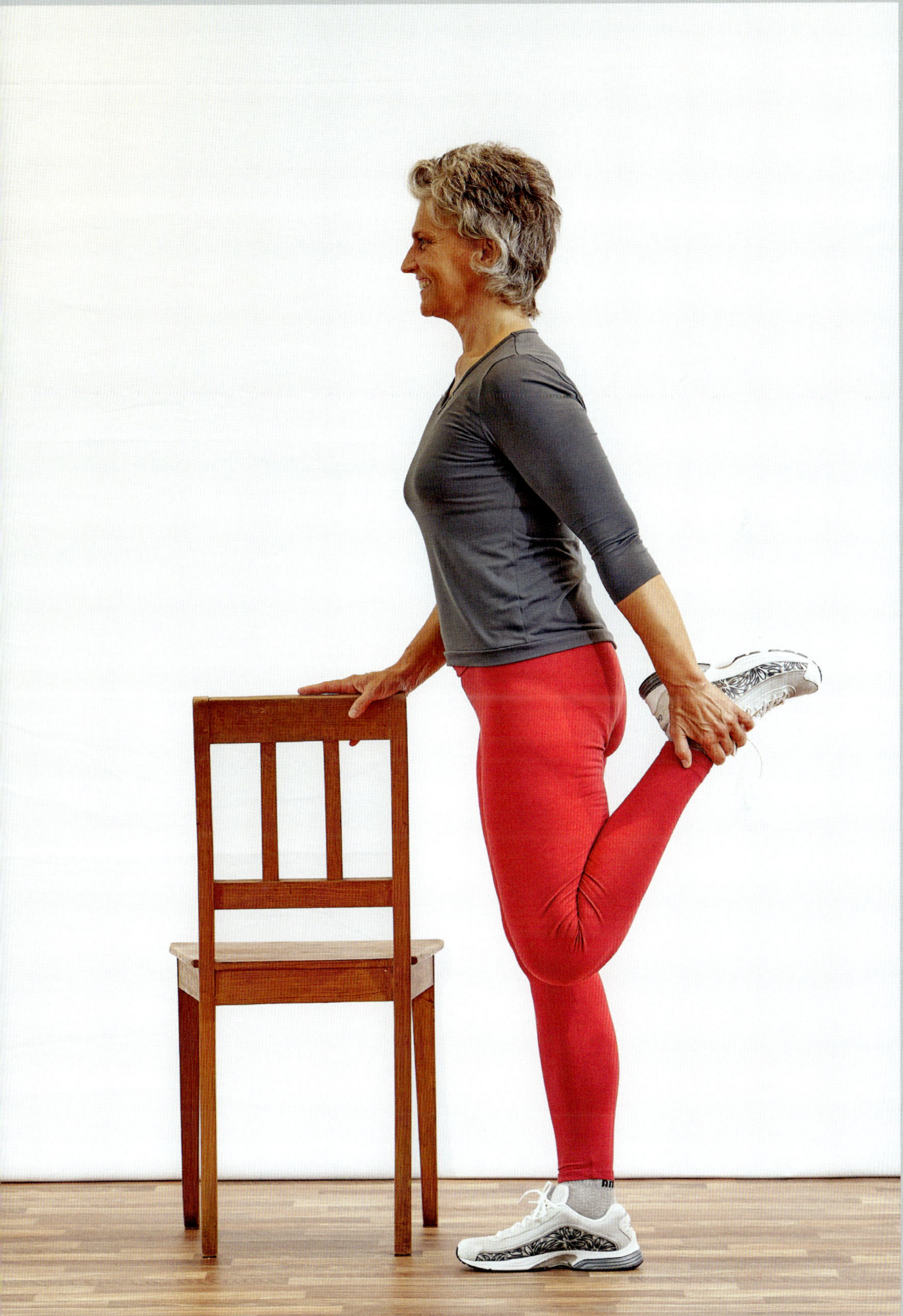

# Allround-Programm im Stehen

# Dehnung der Oberschenkelrückseite

Wirkt positiv auf die Beweglichkeit in den Kniegelenken und im Hüftgelenk sowie auf die Faszienleitbahn (Variante 2 und Variante für Geübte).

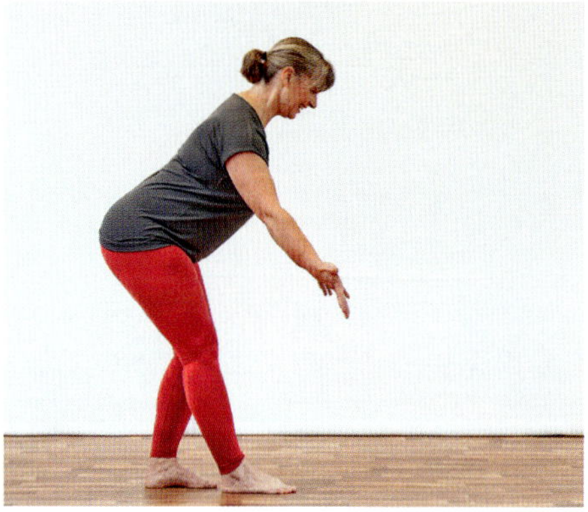

Bringen Sie beide Füße unter die Hüftgelenke und richten Sie die Wirbelsäule in ihrer geschwungenen Länge ein, sodass Sie das natürliche Hohlkreuz in der Lendenwirbelsäule genießen, während Sie die Arme nach außen rotiert neben dem Körper halten. Setzen Sie den rechten Fuß ungefähr eine halbe Fußlänge nach vorn und halten Sie beide Kniegelenke leicht gebeugt. Beugen Sie nun das Hüftgelenk, sodass sich das Gesäß etwas nach hinten-oben schiebt und der Oberkörper etwas nach vorn-unten mitgeht.

In dieser Position kann schon ein deutliches Ziehen in der Oberschenkelrückseite entstehen, aber eventuell brauchen Sie noch etwas mehr Rückschub des Beckens, um eine ausreichende Dehnung zu haben. Achten Sie darauf, dass dabei die Sitzbeinhöcker des Beckens weiterhin nach hinten-oben zeigen, als würden Sie die Wand hinter sich und auch die Decke mit Scheinwerfern anleuchten.

Als Sitzbeinhöcker werden die beiden untersten Knochenstücke des Beckens bezeichnet. Sitzt man während einer Gartenparty ohne Unterlage auf einer Holzbank, werden diese nach einer Weile deutlich spürbar. Die Sitzbeinhöcker sind Befestigungsbereiche für die Muskulatur der Oberschenkelrückseite. Aus diesem Grund versuchen Sie, mit der sanften Bewegung nach hinten-oben den Abstand zwischen dem Becken und dem Unterschenkel zu vergrößern. Der letztgenannte ist der zweite Befestigungsbereich für die oberschenkelrückseitige Muskulatur.

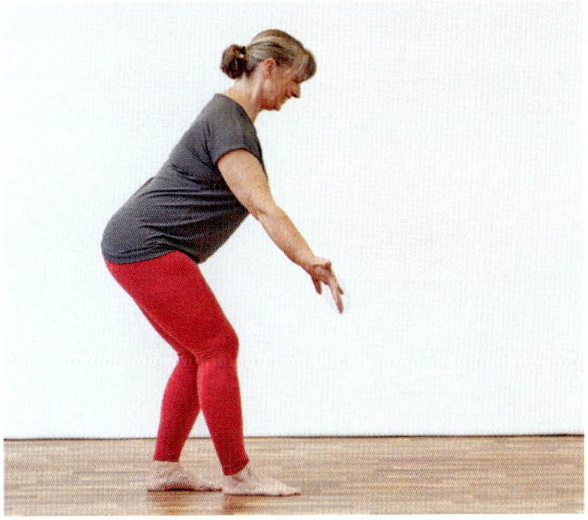

## VARIANTE 1

Sie befinden sich in der zuvor beschriebenen Dehnposition und empfinden einen leichten bis mittelstarken Dehnungsreiz. Beginnen Sie nun, das Knie des nach vorn gestellten Beins mehr zu strecken und wieder zu beugen. Behalten Sie unbedingt die Ausrichtung der Sitzbeinhöcker nach hinten-oben bei.

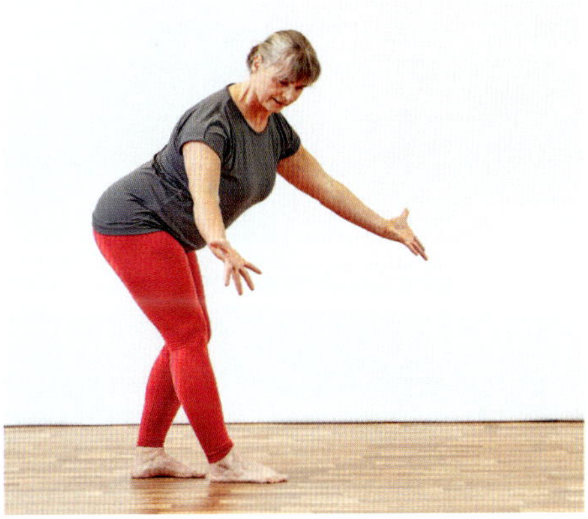

## VARIANTE 2

Bringen Sie sich in die zuvor beschriebene Dehnposition. Spielen Sie darin behutsam mit der Ausrichtung des Oberkörpers: Drehen Sie den Oberkörper sanft nach rechts und spüren Sie, wie sich die Dehnung verändert. Das Gleiche zur linken Seite.

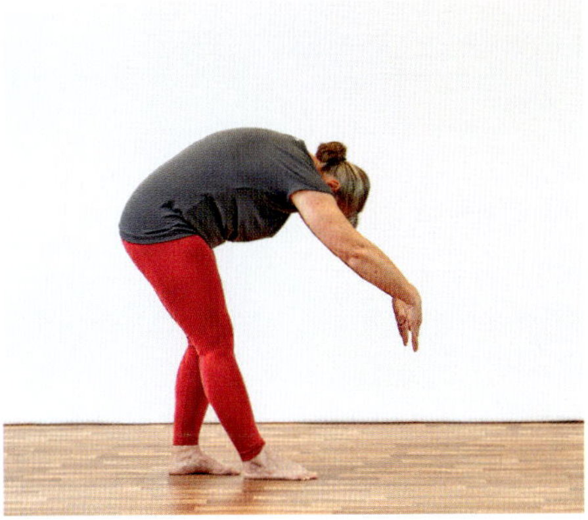

## VARIANTE FÜR GEÜBTE

Sie stehen in der Dehnposition, runden sanft den Rücken und lassen die Arme und Hände in einem Bogen in Richtung des vorderen Fußes ziehen. Wenn Sie möchten, wippen Sie federnd etwas tiefer und höher.

# Dehnung der Wadenmuskulatur

Wirkt positiv auf die Beweglichkeit in den Knie- und Fußgelenken und auf den Gang. Sorgt für Leichtigkeit. Gegenbewegung zur Beugehaltung.

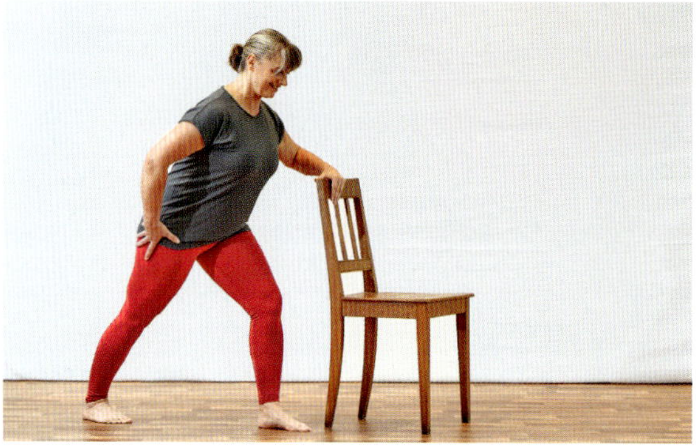

Sie stehen aufrecht mit leicht nach vorn-oben angehobenem Brustbein, die Füße befinden sich direkt unter den Hüftgelenken (hüftgelenksschmal). Sollten Sie sich unsicher fühlen, halten Sie sich an der Wand oder an einer Stuhllehne fest.

Stellen Sie nun einen Fuß weit nach hinten. An seiner neuen Position setzen Sie den ganzen Fuß sanft auf dem Boden auf (besonders sorgsam stellt die Ferse den Bodenkontakt wieder her). Der ganze Fuß ist direkt nach vorn ausgerichtet – so wie der vorn verbliebene Standfuß.

Schieben Sie das Becken etwas nach vorn-unten. Der Oberkörper geht mit, sodass Sie vom Kopf übers Becken bis zum hinteren Fuß eine Diagonale bilden.

Spüren Sie das Ziehen im hinteren Bein unterhalb der Kniekehle? Justieren Sie den Dehnungsreiz (Dehnskala), indem Sie mit dem Körper mehr oder weniger nach vorn-unten gehen.

Halten Sie die Dehnung bis zu einer Minute und lassen Sie Ihren Atem frei fließen. Anschließend wechseln Sie zum anderen Bein.

### VARIANTE

Führen Sie sanft geführte Vor- und Rückbewegungen mit dem vorderen Knie aus, sodass es sich mal mehr über dem vorderen Fuß befindet und dann wieder mehr über dem Mittelfuß. Ihre Dehnung erhält damit eine sanfte Dynamik, bei der der Dehnungsreiz von Bereich 5 bis 8 der Dehnskala wechseln darf.

# Dehnung der Oberschenkelvorderseite

Wirkt positiv auf die Beweglichkeit in den Kniegelenken und im Hüftgelenk. Gegenbewegung zur Beugehaltung.

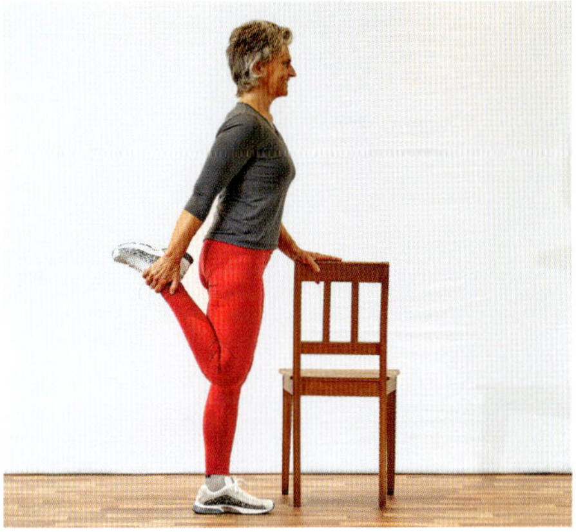

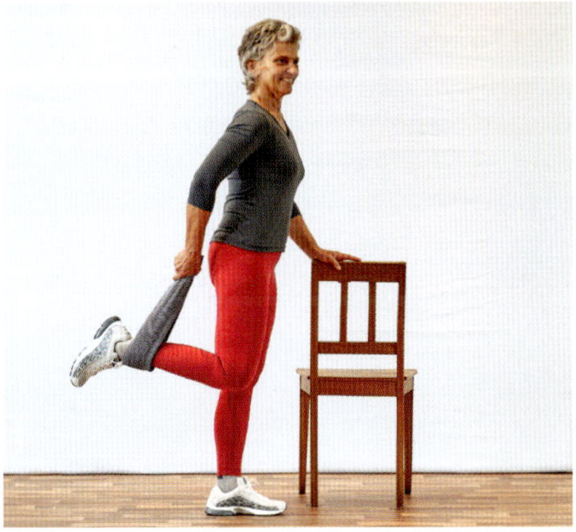

Stellen Sie sich seitlich zur Wand oder zur Stuhllehne, um sich gegebenenfalls festhalten zu können. Das Bein, das näher an der Wand oder am Stuhl steht, ist Ihr Standbein. Nehmen Sie wahr, wie sich Ihr Standfuß gut mit dem Boden verbindet.

Halten Sie Ihr Standknie leicht gebeugt und ziehen Sie die Bauchdecke nach innen-oben ein. Umfassen Sie das Sprunggelenk des Dehnbeins und führen Sie es nach hinten, in Richtung Gesäß, bis sich das Knie unterhalb des Hüftgelenks befindet. Sie sind nun in der Dehnposition.

Stehen Sie weiterhin aufgerichtet mit ruhig fließendem Atem. Halten Sie die Dehnung bis zu einer Minute und führen Sie anschließend die Übung mit dem anderen Bein aus.

Wenn es für Sie schwierig ist, den Fuß mit der Hand zu greifen oder in der Dehnposition aufrecht zu stehen, nehmen Sie ein Handtuch zu Hilfe. Das Handtuch dient quasi als Verlängerung des Arms und kann bei Problemen mit der Kniebeugung zur schmerzfreien Kniewinkel-Anpassung eingesetzt werden.

### VARIANTE

In der Dehnposition angekommen, drücken Sie Ihren Fuß für einige Sekunden in die Hand hinein. Dann lösen Sie den Druck und ziehen das Bein sanft ein kleines Stück weiter nach hinten. Wiederholen Sie diese An- und Entspannung ruhig einige Male.

# Dehnung der Oberschenkelinnenseite

Wirkt positiv auf die Beweglichkeit in den Kniegelenken und im Hüftgelenk. Empfehlenswert für Vielsitzer. Gegenbewegung zur Beugehaltung.

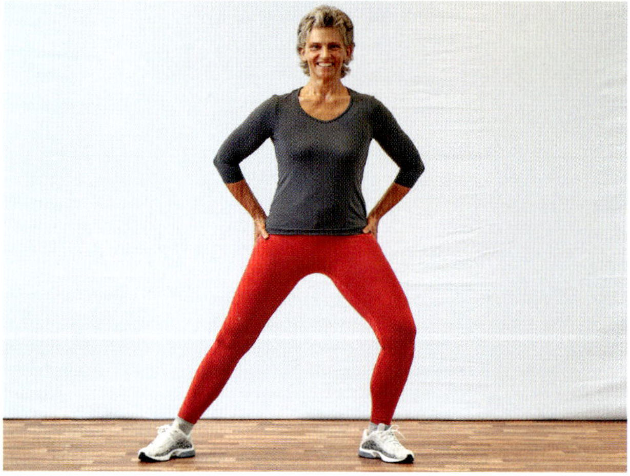

Aus dem hüftgelenksschmalen Stand kommend, heben Sie das linke Bein an und stellen es, wenn möglich, etwas mehr als schulterbreit nach links außen auf. Das linke Knie und der linke Fuß zeigen diagonal nach außen. Das Becken ist nach vorn ausgerichtet.

Beugen Sie das linke Knie stärker und stützen Sie sich dabei mit der linken Hand in der Hüftregion oder auf dem linken Oberschenkel ab.

Das rechte Bein ist in seiner Länge, sodass eine Dehnung in der rechten Oberschenkelinnenseite entsteht.

Atmen Sie ruhig weiter und spüren Sie die Intensität der Dehnung; gegebenenfalls verringern oder vergrößern Sie den Kniewinkel des linken Beins oder den Abstand der Füße zueinander. Versuchen Sie, die Dehnung mindestens 30 Sekunden lang zu halten, und wechseln Sie dann zur anderen Seite.

**VARIANTE**

Während der Dehnzeit schieben Sie das linke Knie etwas weiter in Richtung Fußspitze und über den Mittelfuß zurück. Wiederholen Sie dies einige Male. Verweilen Sie für drei Atemzüge in der stärksten Dehnung und beginnen Sie danach erneut von vorn, bis eine Minute geschafft ist.

# Dehnung der Brustmuskulatur

Erweitert den Atemraum und sorgt für eine aufrechte Haltung, die die Halswirbelsäule entlastet. Gegenbewegung zur Beugehaltung.

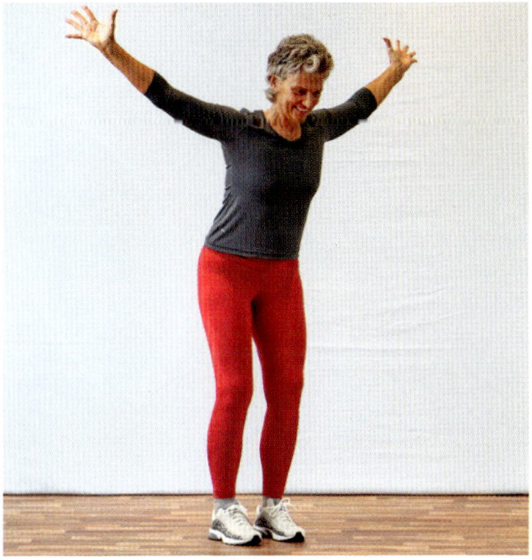

Sie stehen aufrecht mit nach vorn-oben gehobenem Brustbein und nach innen-oben aktivierter Bauchmuskulatur, als würden Sie von einem Faden nach oben in die Länge gezogen.

Neigen Sie Ihren Oberkörper etwas nach vorn.

Mit der Einatmung führen Sie die Arme seitlich über Schulterhöhe, die Handinnenflächen zeigen dabei nach vorn.

Ausatmend ziehen Sie die Arme kraftvoll-fließend nach hinten, dabei zeigen Ihre Handinnenflächen vom Körper weg und die Handrücken ziehen in Richtung Unterarm.

Halten Sie die Dehnposition bis zu einer Minute, während Sie ruhig und gleichmäßig atmen. Vermutlich empfinden Sie die Übung als anstrengend für die Schulter- und Rückenmuskulatur, da diese Muskeln Sie aktiv in die Dehnposition bringen.

**VARIANTE**

In der Dehnposition angekommen, führen Sie die Arme noch ein kleines Stück weiter nach hinten und gleich wieder nach vorn, bleiben Sie immer in der Dehnspannung. Beim Nach-hinten-Führen der Arme nehmen Sie für einen kleinen Moment eine stärkere Dehnung in der Brustmuskulatur wahr. Wiederholen Sie diese sanften Bewegungen mehrere Male.

# Dehnung der Hals- und Nackenmuskulatur

Löst Nackenverspannungen und Spannungskopfschmerzen. Gegenbewegung zur Beugehaltung.

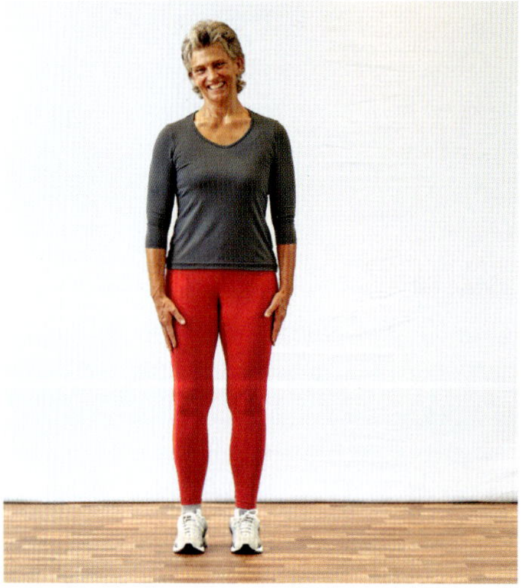

Neigen Sie den Kopf zur Seite, mit dem Blick und der Nase nach vorn ausgerichtet. Stellen Sie sich vor, dass Ihre Ohrmuschel in Richtung Decke zieht, während Ihre Schultern aktiv nach unten streben.

Halten Sie die Dehnposition bis zu einer Minute, lockern Sie sich kurz und dehnen Sie danach die andere Seite.

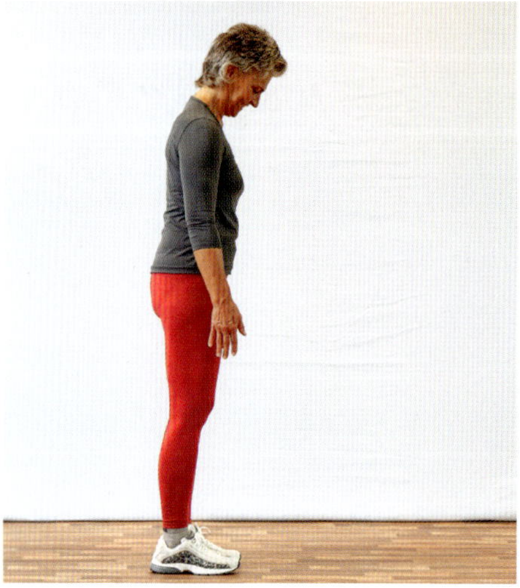

**VARIANTE**

Neigen Sie den Kopf in einem langen Bogen sanft nach vorn, sodass Ihr Blick in Richtung Boden geht. Ziehen Sie kontinuierlich das Hinterhaupt in Richtung Decke und die Schulterblätter nach unten in Richtung Becken.

Nehmen Sie Rücksicht auf eventuelle Einschränkungen Ihrer Halswirbelsäule. Ziehender Schmerz ist ausdrücklich nur aus der Dehnung kommend erwünscht.

# Dehnung der Bauchmuskulatur

Entlastet die Wirbelsäule und führt zu einer Erweiterung des Atem- und des Bauchraums. Gegenbewegung zur Beugehaltung.

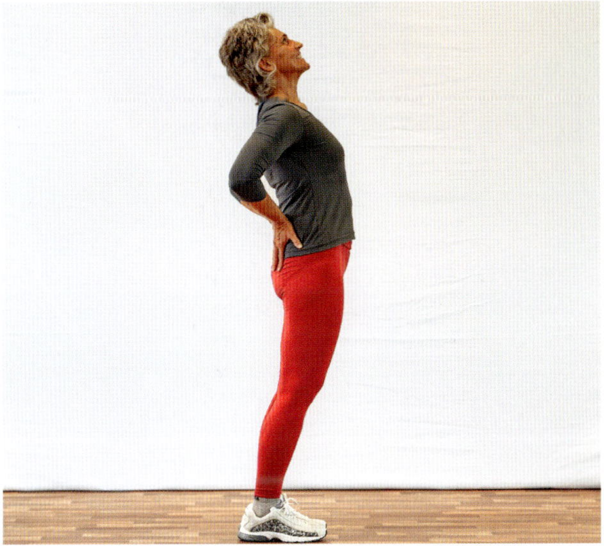

Stehen Sie aufrecht. Positionieren Sie die Handinnenflächen auf dem oberen Bereich der Gesäßmuskeln, nah am Rand des Beckens, die Finger zeigen nach unten.

Justieren Sie das Brustbein nach vorn-oben und die Schultern nach hinten-unten.

Verlagern Sie Ihr Gewicht auf die Fußballen, Ihr Becken fließt leicht nach vorn, während Sie sich mit der ganzen Wirbelsäule in die Länge strecken. Ihr Blick bleibt nach vorn-oben ausgerichtet.

Heben und strecken Sie die Brustwirbelsäule noch etwas mehr nach hinten (Rückneige im oberen Rücken), sodass sich Ihre Schultern hinter dem Gesäß oder sogar hinter den Fersen befinden. Hierdurch vergrößern Sie den Abstand der Rippen zum Becken und die Bauchmuskulatur erfährt eine Dehnung. Die Lendenwirbelsäule bleibt dabei lang-geschwungen und ohne Druck.

Atmen Sie zur Unterstützung der Dehnung in den Bauchraum ein und aus.

# Allround-Programm im Sitzen

# Dehnung der Brustmuskulatur

Öffnet den gesamten Brustkorb und erweitert den Atemraum. Dehnt gleichzeitig die vordere Schultermuskulatur. Gegenbewegung zur Beugehaltung.

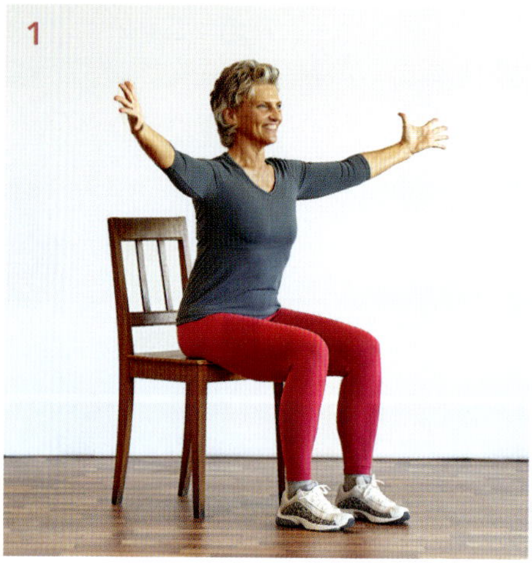


**1** Sie sitzen im vorderen Drittel des Stuhls. Ihre Wirbelsäule ist aufgerichtet, dabei strebt der Scheitelpunkt in Richtung Decke und Sie bauen eine sanfte Bauchspannung auf, indem Sie den Bauchnabel nach innen-oben ziehen wie einen Reißverschluss. Mit der Einatmung führen Sie die Arme seitlich über Schulterhöhe, die Handinnenflächen zeigen dabei nach vorn.

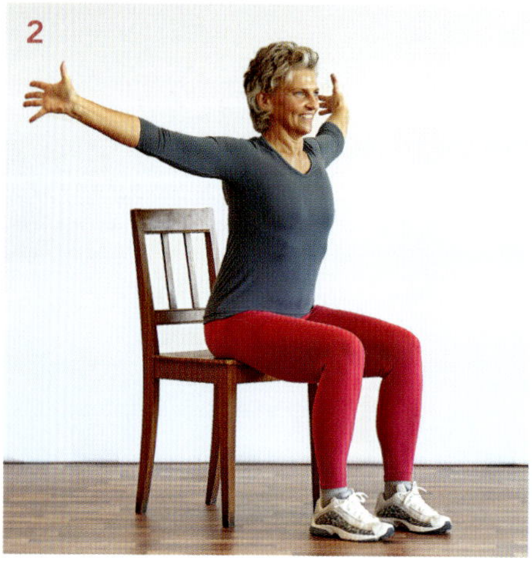


**2** Beim Ausatmen ziehen Sie die Arme kraftvoll nach hinten, dabei zeigen Ihre Handinnenflächen vom Körper weg und die Handrücken ziehen in Richtung Unterarme. Halten Sie die Dehnposition bis zu einer Minute, während Sie ruhig und gleichmäßig atmen. Diese Übung ist anstrengend für die Schulter- und Rückenmuskulatur, da diese Muskeln Sie aktiv in die Dehnposition bringen.

### VARIANTE 1

Federn Sie im Endbereich der Dehnspannung ganz sanft nach, indem Sie die Arme innerhalb der letzten Zentimeter der Dehnposition federnd nach hinten ziehen.

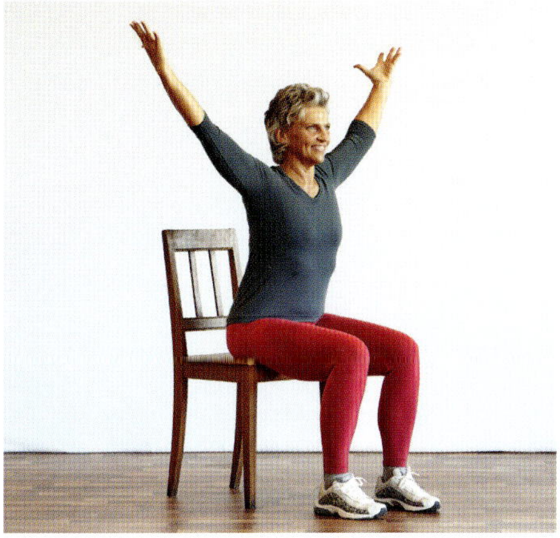

## VARIANTE 2

Führen Sie Ihre Arme in eine V-Position, so weit wie möglich über Kopfhöhe, und ziehen Sie diese leicht nach hinten. Verändern Sie die Höhe der Arme jeweils nach etwa 10 Sekunden und halten Sie zu jeder Zeit die Dehnspannung aufrecht. Dabei entsteht der Eindruck eines Armkreises.

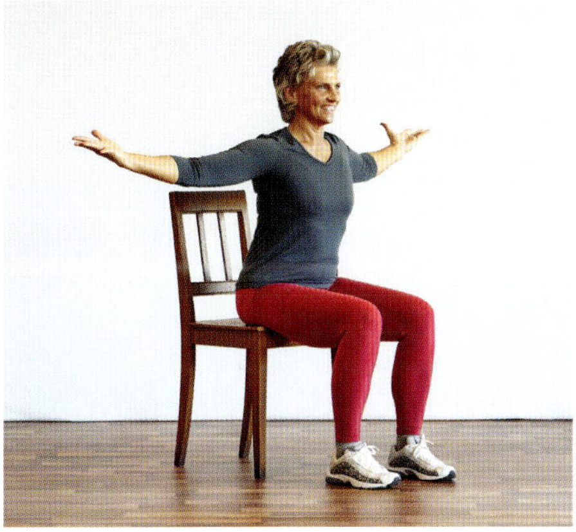

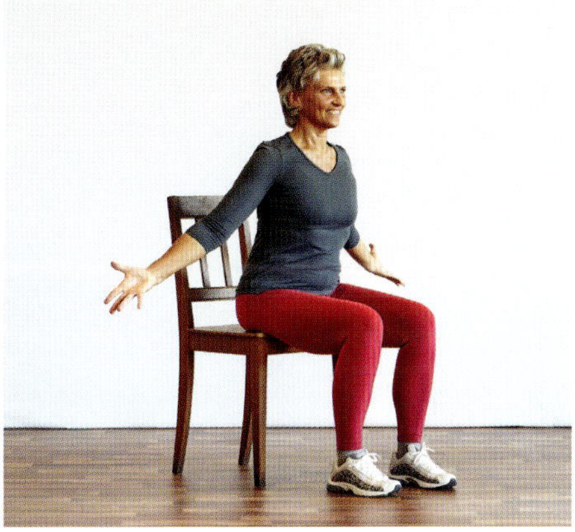

# Dehnung der seitlichen Hals- und hinteren Nackenmuskulatur

Löst Nackenverspannungen und verbessert die Drehfähigkeit des Kopfs.

1

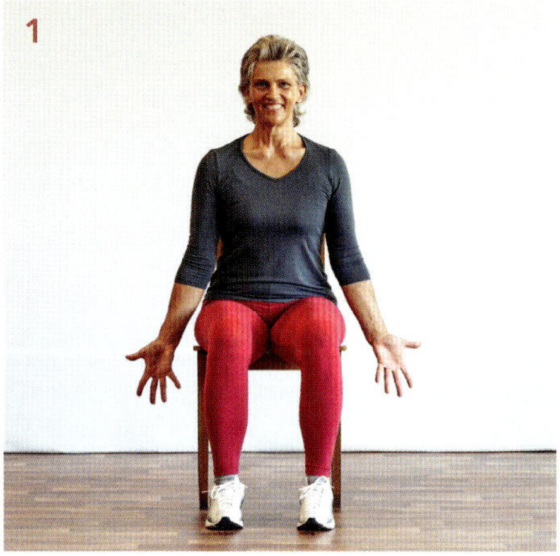

**1** Sie sitzen im vorderen Drittel des Stuhls. Ihre Wirbelsäule ist aufgerichtet, dabei strebt Ihr Scheitelpunkt in Richtung Decke. Bauen Sie eine sanfte Bauchspannung auf, indem Sie den Bauchnabel nach innen-oben ziehen wie einen Reißverschluss. Ihre Schulterblätter ziehen in Richtung Becken und die Arme ziehen seitlich neben dem Körper in Richtung Boden, dabei zeigen die Handflächen nach vorn.

2

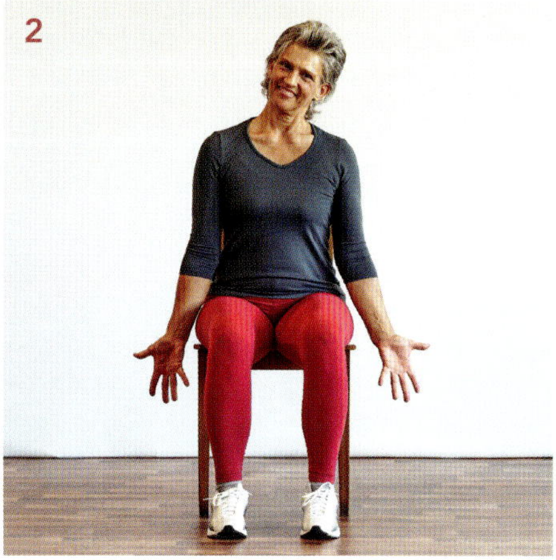

**2** Neigen Sie den Kopf aus der neutralen Position zur Seite, Ihr Blick bleibt nach vorn ausgerichtet. Stellen Sie sich vor, dass Ihre Ohrmuschel in Richtung Decke zieht und Ihre Schultern aktiv nach unten streben. Halten Sie diese Dehnposition bis zu einer Minute und spüren Sie der Dehnung mit ruhigem Atemfluss nach. Anschließend lockern Sie Schultern und Arme, dann wechseln Sie die Seite.

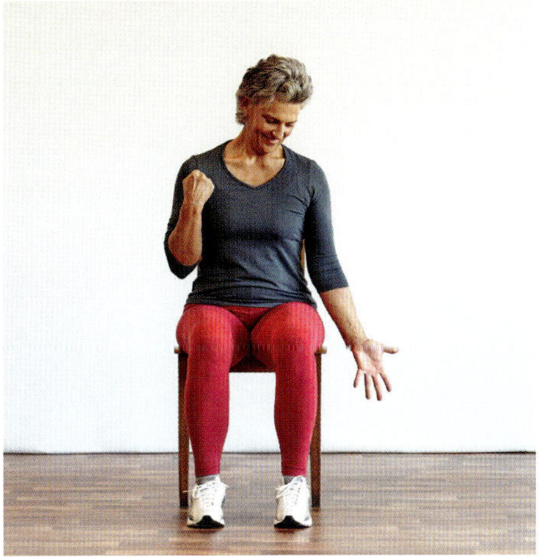

## VARIANTE 1

Sie sitzen wie zuvor beschrieben auf dem Stuhl. Beugen Sie den rechten Arm an und ballen Sie die Hand zur Faust. Neigen Sie den Kopf nach links und führen Sie das Kinn in Richtung Schlüsselbein. Ihr Blick geht zur linken Hand. Streben Sie mit dem rechten Ohr in Richtung Decke und führen Sie gleichzeitig mit dem gebeugten Arm kleine Zugbewegungen nach unten aus. Nach einer Minute wechseln Sie die Seite.

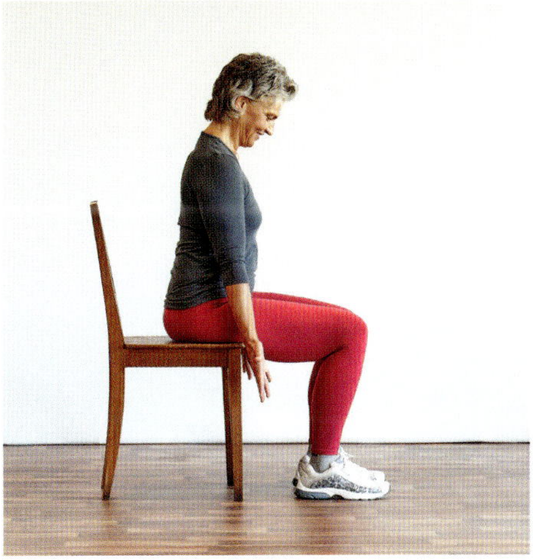

## VARIANTE 2

Sie sitzen wie zuvor beschrieben auf dem Stuhl. Neigen Sie den Kopf mit langgezogener Halswirbelsäule sanft nach vorn-unten. Ziehen Sie kontinuierlich das Hinterhaupt in Richtung Decke und die Schulterblätter nach unten in Richtung Becken.

Über verschiedene Faszien sind unsere Nackenmuskeln, Kiefermuskeln und die Augenmuskulatur miteinander verwoben und nehmen somit positiven wie auch negativen Einfluss aufeinander. Achten Sie bei der Durchführung der Dehnübung darauf, bewusst die Kiefermuskeln zu lösen. Oder bewegen Sie Ihre Augen während der Dehnung in verschiedene Richtungen und lassen Sie sich überraschen, welche Veränderungen Sie in der Dehnspannung im Nackenbereich spüren.

# Dehnung der Oberschenkelrückseite und Wadenmuskulatur

Wirkt positiv bei Verkürzung der Achillessehne, bei Problemen mit den Fußsohlenfaszien und hält die Kniegelenke und das Hüftgelenk beweglich.

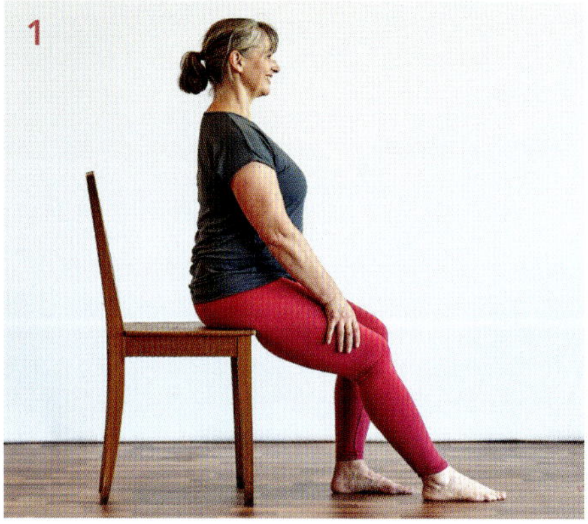

**1** Sie sitzen im vorderen Drittel des Stuhls, dabei sind beide Beine hüftgelenksbreit geöffnet und die Fersen sind unter den Kniegelenken platziert. Die Hände sind auf den Oberschenkeln abgestützt, die Fingerspitzen zeigen nach außen, die Daumen nach innen. Strecken Sie das rechte Bein nach vorn und stellen Sie den Fuß zu Beginn locker auf.

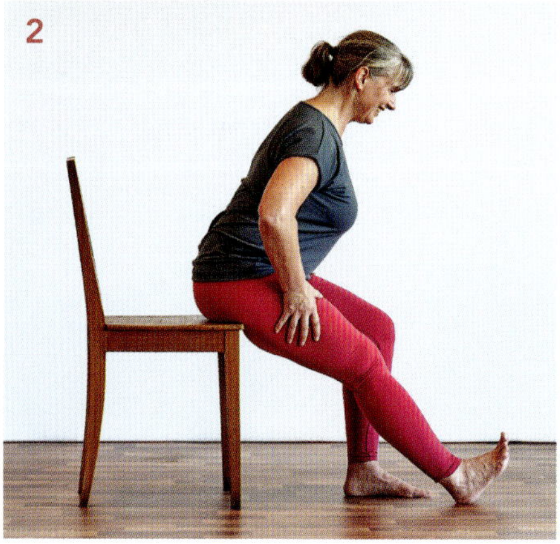

**2** Verlängern Sie die Wirbelsäule, indem Sie Ihren Scheitelpunkt in Richtung Decke schieben. Bringen Sie den Oberkörper in eine leichte Vorlage, bis Sie eine erste Dehnung in der Oberschenkelrückseite oder im Bereich der Kniekehle wahrnehmen. Dabei heben Sie stolz das Brustbein und ziehen die Sitzbeinhöcker in Richtung Rückenlehne. Nun ziehen Sie den Fußrücken in Richtung Unterschenkel. Sie werden die Dehnung vermehrt in der Wade spüren. Atmen Sie ruhig und gleichmäßig und bleiben Sie bis zu einer Minute in der Dehnposition.

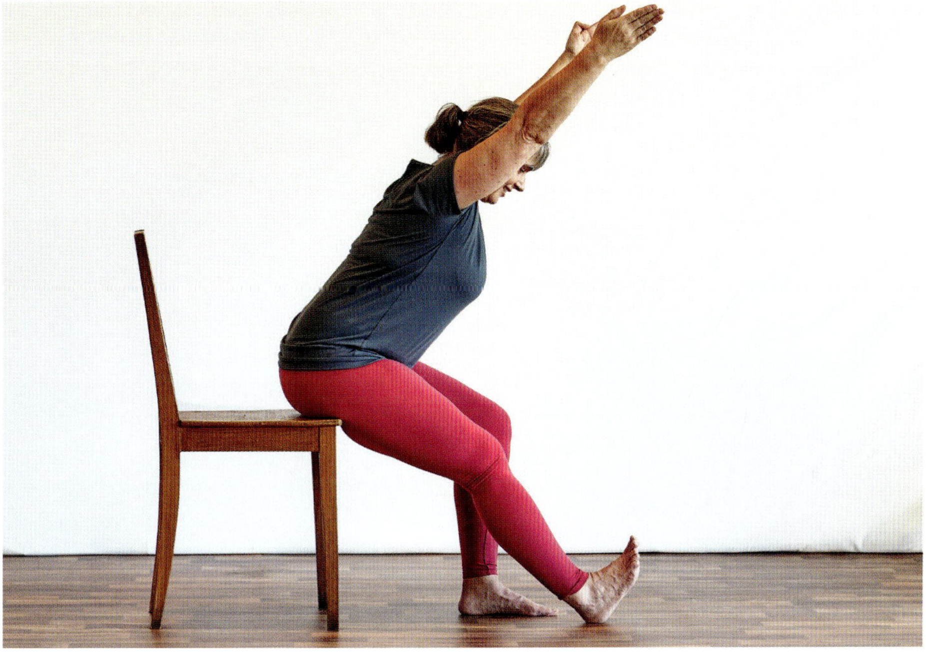

## VARIANTE

Sie können die Dehnung intensivieren, indem Sie die Arme in Verlängerung des Oberkörpers nach oben ausstrecken und sich in die Länge ziehen. Wenn Sie möchten, können Sie den Oberkörper leicht vor- und zurückführen, sodass die Dehnintensität auf der Dehnskala zwischen 5 und 8 pendelt.

# Dehnung der Oberschenkelinnenseite

Fördert die Beweglichkeit des Hüftgelenks. Empfehlenswert für Vielsitzer.

1

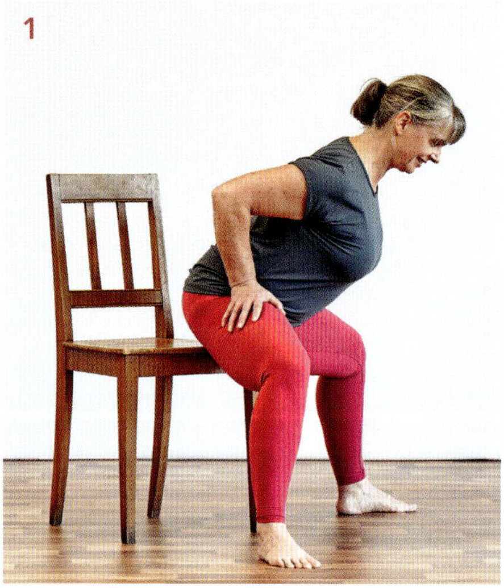

**1** Setzen Sie sich über Eck auf den Stuhl und bringen Sie die Beine in eine weit geöffnete „Sumo"-Position. Ihre Wirbelsäule ist aufgerichtet, der Scheitelpunkt strebt in Richtung Decke. Bauen Sie eine sanfte Bauchspannung auf, indem Sie den Bauchnabel nach innen-oben ziehen. Stützen Sie sich mit den Händen auf den Oberschenkeln ab und neigen Sie den Oberkörper leicht nach vorn. Vielleicht spüren Sie schon eine leichte Dehnspannung in den Innenseiten der Oberschenkel. Verweilen Sie hier einige Atemzüge.

2

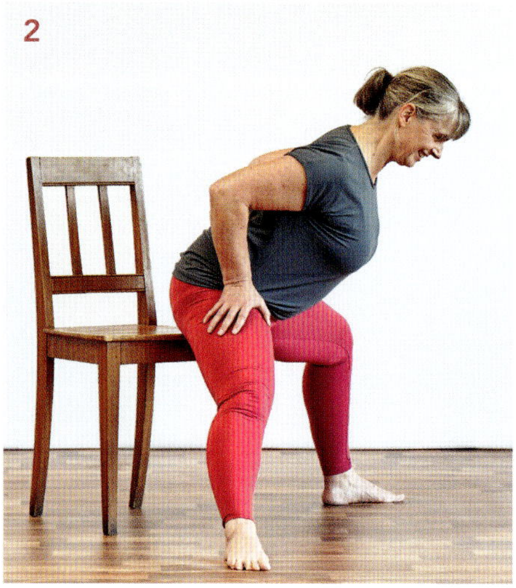

**2** Stellen Sie das rechte Bein zur Seite, bis es gestreckt ist, dabei zeigt die Fußspitze des rechten Fußes nach außen und das Knie bleibt weich. Verlagern Sie den Oberkörper gegebenenfalls etwas, bis Sie mehr Dehnspannung in der Innenseite des ausgestreckten Beins spüren. Achten Sie auf eine ruhige, gleichmäßige Atmung, während Sie bis zu einer Minute in der Dehnung verweilen. Dann wiederholen Sie die Übung zur anderen Seite.

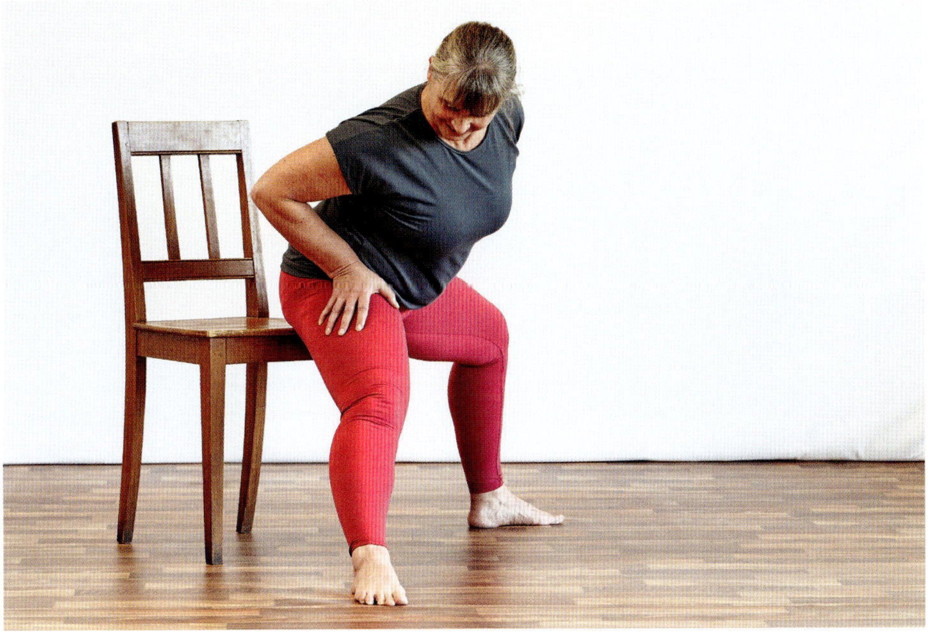

## VARIANTE

Ziehen Sie mit einem Arm Ihren Oberkörper etwa alle zehn Sekunden in eine etwas andere Position in Richtung Boden – mal nimmt die Dehnintensität zu, mal nimmt sie etwas ab. Gegen Ende verbleiben Sie gern einige Atemzüge in der für Sie intensivsten Dehnposition. Lösen Sie die Dehnübung langsam auf und lockern Sie durch sanftes Schütteln die Muskulatur. Wiederholen Sie die Übung zur anderen Seite.

Sie können mit der Dehnspannung spielen, indem Sie die Höhe Ihres Oberkörpers variieren.

# Dehnung der Oberschenkelvorderseite

Hilft bei Schmerzen im Hüft- und Kniegelenk. Dehnt gleichzeitig die Kniestreck- und Hüftbeugemuskulatur. Empfehlenswert für Vielsitzer.

1

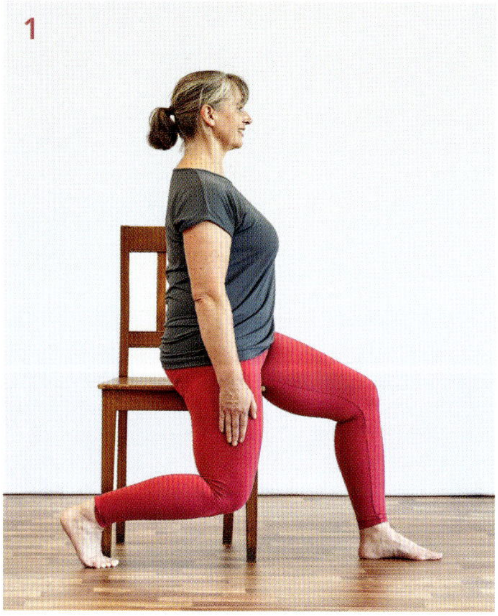

**1** Sie sitzen seitlich auf dem Stuhl und halten sich mit der linken Hand an der Rückenlehne fest. Führen Sie das rechte Bein nach hinten, bis das Knie sich unterhalb des Hüftgelenks befindet, und stellen Sie den rechten Fußballen auf. Atmen Sie vorbereitend ein und richten Sie die Wirbelsäule auf. Mit der Ausatmung ziehen Sie den Bauchnabel nach innen-oben und aktivieren die Gesäßmuskulatur. Sie spüren die Dehnspannung vorrangig im Leistenbereich und im oberen Drittel der Oberschenkelvorderseite. Atmen Sie ruhig und gleichmäßig weiter.

2

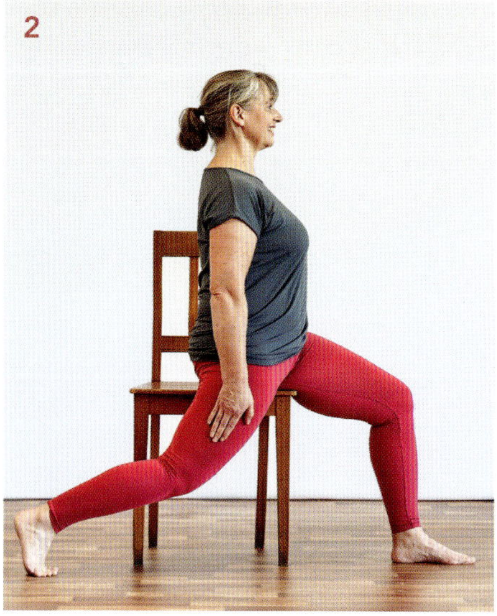

**2** Wenn Sie sich gut fühlen, dann können Sie den Bewegungsradius des rechten Beins vergrößern, indem Sie mit dem Fuß weiter zurückrutschen, bis das Bein fast vollständig gestreckt ist. Seien Sie achtsam mit Ihren persönlichen Grenzen, lassen Sie sich Zeit und erzwingen Sie nichts! Anschließend die Beinmuskulatur ausschütteln und lockern und die Übung zur anderen Seite wiederholen.

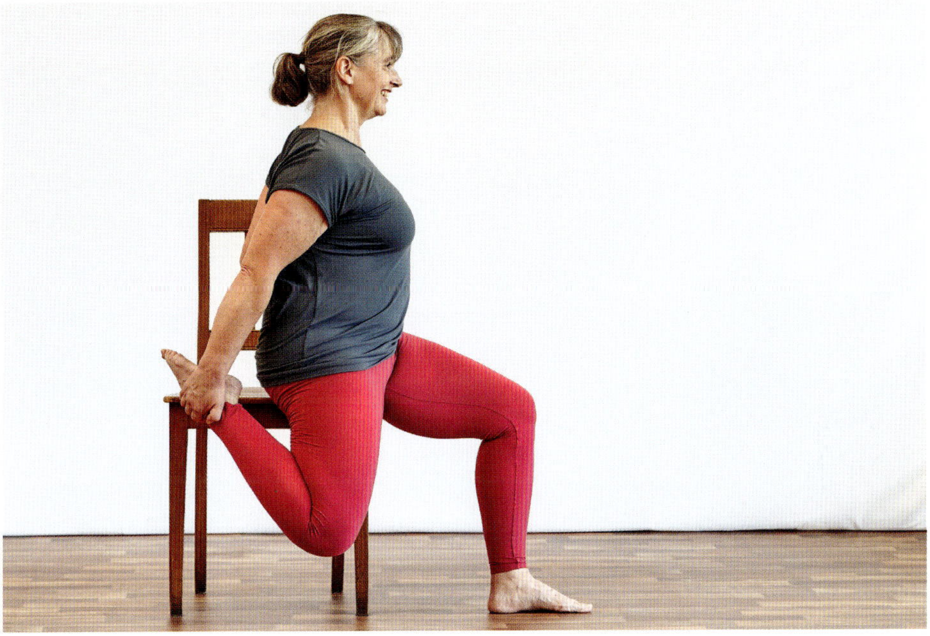

## VARIANTE FÜR GEÜBTE

Starten Sie seitlich sitzend mit dem Ausfallschritt nach hinten, beugen Sie das hintere Bein im Kniegelenk und fassen Sie Ihren Fuß am Sprunggelenk, an der Socke oder greifen Sie in den Schuh. Richten Sie sich wieder auf und ziehen Sie den Fuß sanft in Richtung Gesäß. Halten Sie die Bauchmuskulatur aktiv angespannt. Sie spüren die Dehnung intensiver an der Oberschenkelvorderseite.

Die Dehnposition erfordert eine gute Grundbeweglichkeit und Rumpfkraft, um sich sicher auf dem Stuhl zu positionieren.

# Dehnung der Gesäßmuskulatur

Wirkt positiv bei Blockaden im Iliosakralgelenk und vorbeugend bei Beschwerden mit dem Ischiasnerv. Fördert die Beweglichkeit im Hüftgelenk. Empfehlenswert für Vielsitzer.

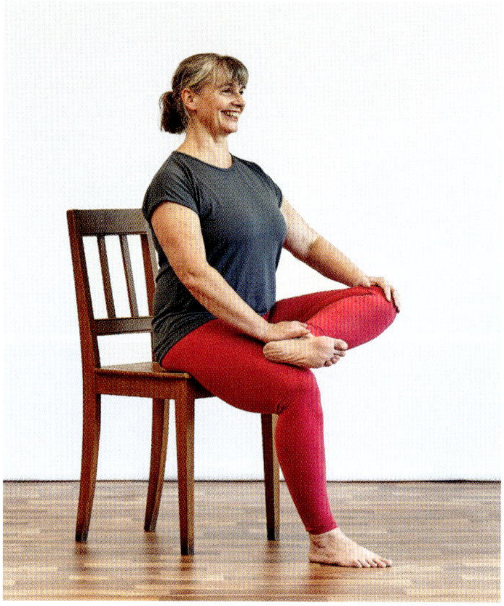

Sie sitzen im vorderen Drittel des Stuhls. Ihre Wirbelsäule ist aufgerichtet, der Scheitelpunkt strebt in Richtung Decke. Bauen Sie eine sanfte Bauchspannung auf, indem Sie den Bauchnabel nach innen-oben ziehen. Nun beugen Sie das linke Bein und legen den linken Fußknöchel auf dem Oberschenkel des rechten Beins ab. Flexen Sie den linken Fuß, dabei zieht der Fußrücken in Richtung des Unterschenkels. Vielleicht spüren Sie bereits eine Dehnspannung im Bereich der linken Gesäßhälfte. Befinden Sie sich auf der Intensitätsskala auf Stufe 8, bleiben Sie bis zu einer Minute in dieser Position.

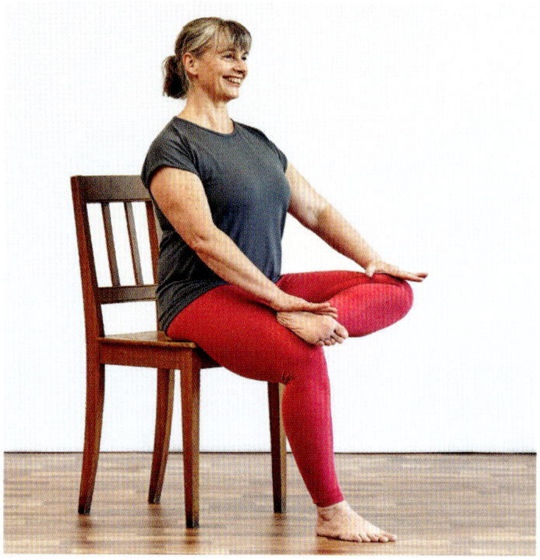

**VARIANTE**

Richten Sie sich gut auf und legen Sie die linke Hand auf die Innenseite des Knies, die rechte Hand auf den Fußknöchel. Mit der Ausatmung drücken Sie sanft gegen das linke Knie. So intensivieren Sie die Dehnung. Achten Sie weiter auf eine gleichmäßige Atmung. Bleiben Sie bis zu einer Minute in der Dehnposition.

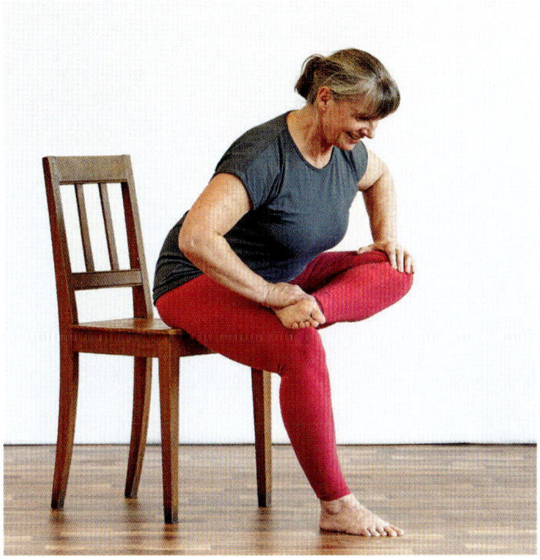

## VARIANTE FÜR GEÜBTE

Starten Sie wie zuvor beschrieben. In der Endposition lehnen Sie Ihren Oberkörper etwas nach vorn und heben stolz das Brustbein. Die Schulterblätter ziehen währenddessen in Richtung Becken. Die Dehnspannung im Gesäß wird intensiver, je weiter Sie sich aufrecht nach vorn lehnen.

Vielleicht ist Ihre Hüftgelenksbeweglichkeit stark eingeschränkt und Sie schaffen es nicht, aus eigener Kraft den Fuß auf dem Oberschenkel abzulegen. Dann können Sie einen Yogagurt oder einen Schal als Hilfsmittel benutzen. Stellen Sie Ihr aufgestelltes Bein etwas weiter nach vorn und ziehen Sie mit dem Gurt den Fuß des anderen Beins langsam am Bein nach oben, so weit wie Sie es schaffen. Lassen Sie sich Zeit, üben Sie regelmäßig. Sie werden sehen, es wird von Mal zu Mal besser gehen, bis es Ihnen gelingt, den Fuß auf dem Oberschenkel zu platzieren.

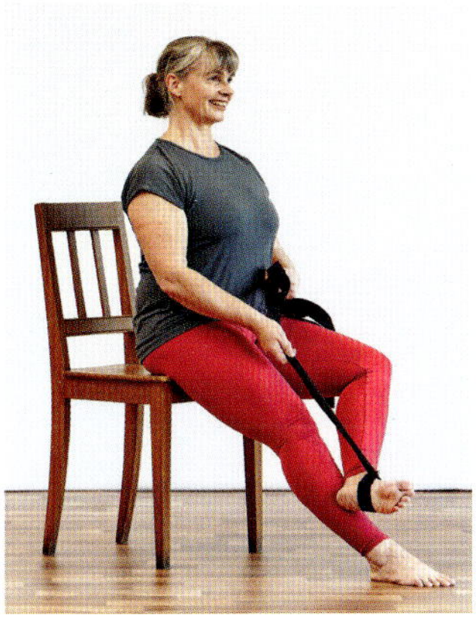

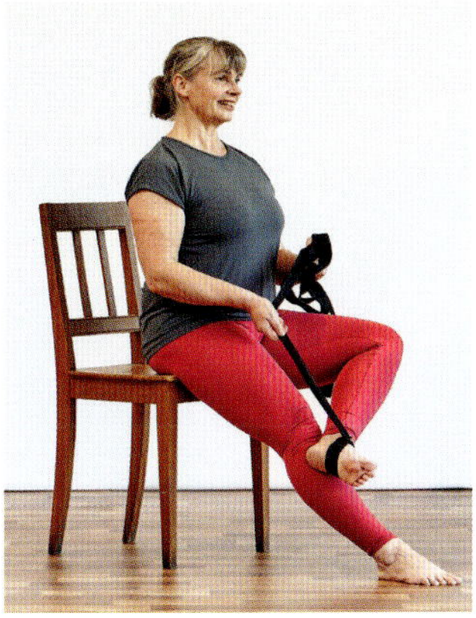

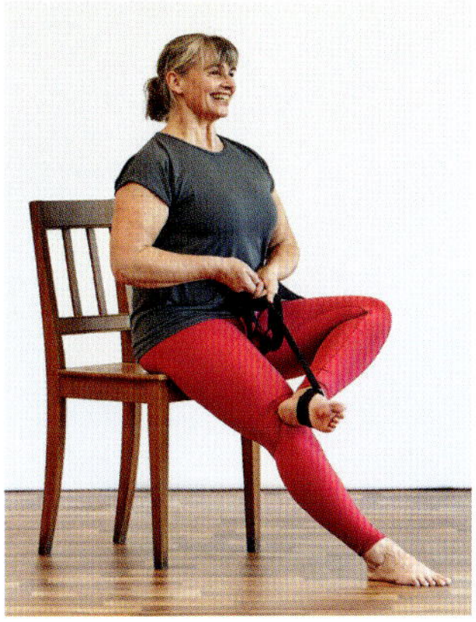

# Dehnung der Bauchmuskulatur

Öffnet und weitet den Brustkorb für eine entspannte und tiefe Atmung und unterstützt eine aufrechte Körperhaltung. Dehnt auch das Zwerchfell und die vordere Zwischenrippenmuskulatur. Empfehlenswert für Vielsitzer.

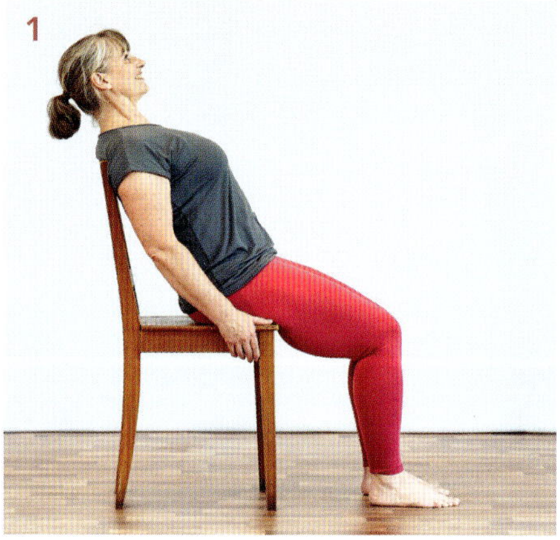

**1** Sie sitzen im vorderen Drittel des Stuhls und lehnen sich an die Rückenlehne. Ihre Wirbelsäule ist aufgerichtet, Ihr Brustbein ist sanft angehoben. Bauen Sie eine sanfte Bauchspannung auf, indem Sie den Bauchnabel nach innen-oben ziehen.

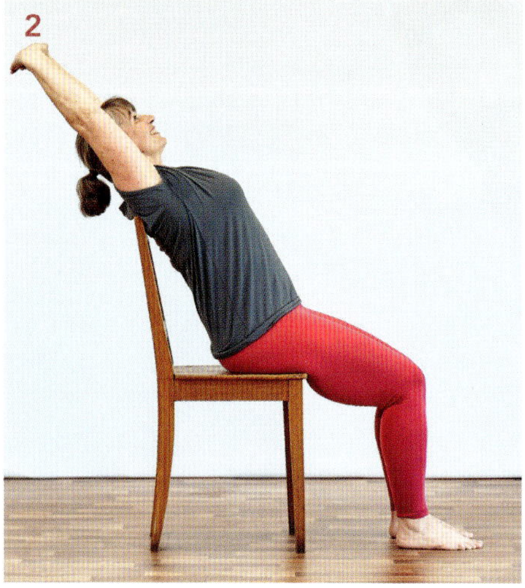

**2** Falten Sie die Hände und strecken Sie die Arme so weit wie möglich über den Kopf nach hinten aus. Lehnen Sie sich so weit wie möglich zurück. Atmen Sie tief in den Brust- und Bauchraum.

Spüren Sie, wie sich durch die Einatmung die Bauchdecke weitet. Beobachten Sie Ihre Atmung und versuchen Sie, immer tiefer in Richtung Becken einzuatmen. Die zuvor aufgebaute Bauchspannung darf sich lösen, sofern Ihr Rücken schmerzfrei bleibt. Atmen Sie mit leicht geöffnetem Mund entspannt aus. Verbleiben Sie so lange wie möglich in der Dehnposition. Wiederholen Sie die Übung gern ein weiteres Mal.

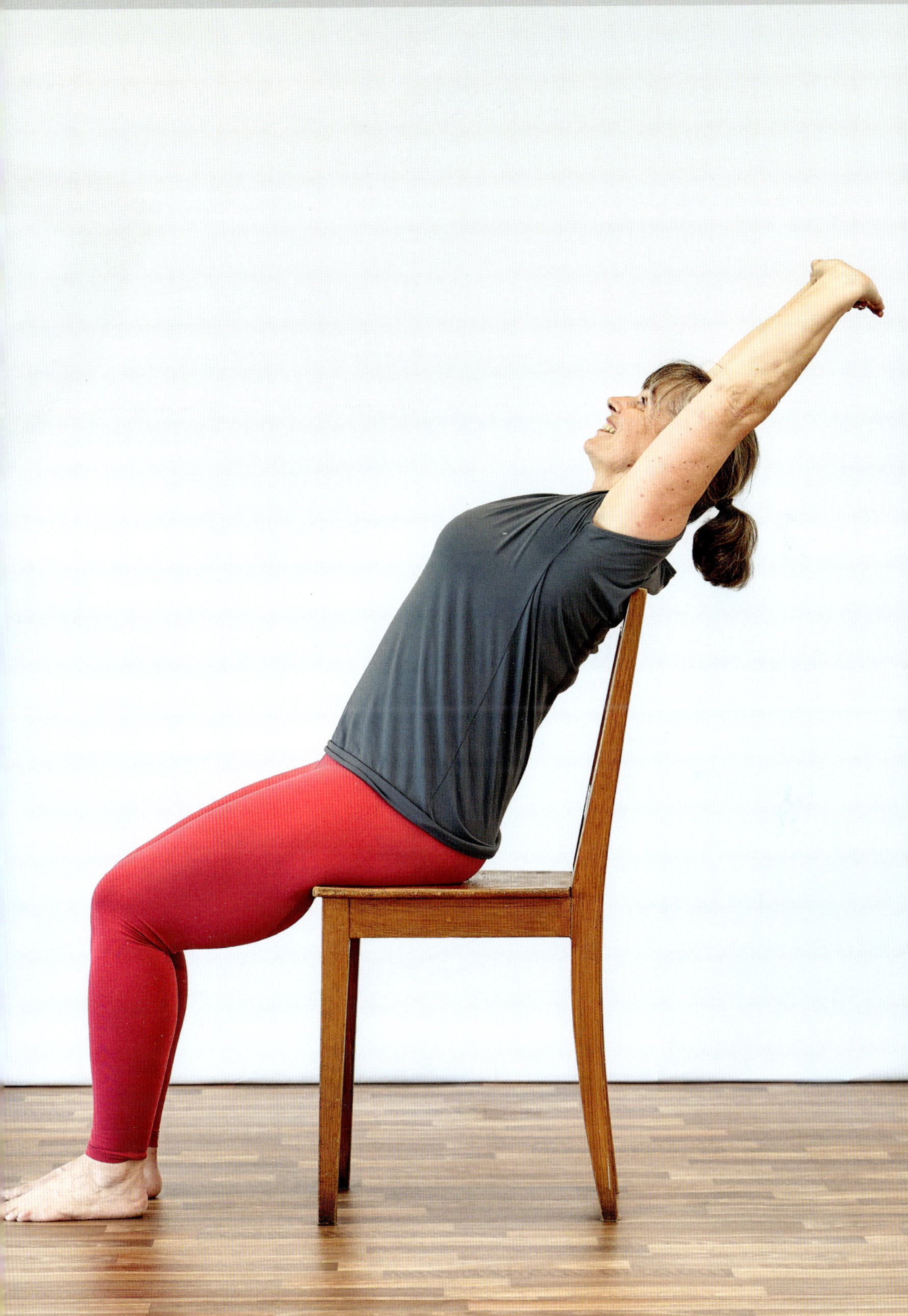

# Übungssammlung „Mobilisation"

In diesem Kapitel finden Sie verschiedene Mobilisationsübungen. Diese können die allgemeine Mobilität fördern, die Gelenke sanft durchbewegen und Ihnen ein wohliges „Bewegtsein" bescheren. Viele Mobilisationsübungen werden in einer liegenden Position durchgeführt und bieten sich daher auch als morgendliches Bewegungsritual im Bett an. Probieren Sie es aus und spüren Sie den Unterschied, wenn Sie mobilisiert in den Tag starten. Oder Sie bewegen die Gelenke einfach mal zwischendurch:

- Kreisen Sie die Handgelenke.
- Kreisen Sie die Fußgelenke oder strecken und beugen Sie die Knie- und Hüftgelenke.
- Drehen Sie den Kopf von Seite zu Seite oder neigen Sie den Kopf nach vorn, heben Sie anschließend den Blick in Richtung Decke.
- Neigen Sie den Rumpf im Wechsel zur Seite oder drehen Sie den Rumpf von rechts nach links.

# Armkreise

Sorgt für freie und bewegliche Schultergelenke, für mehr Lockerheit im Schultergürtel und für größere Beweglichkeit in der Funktionseinheit Kopf-Schulter-Brustwirbelsäule. Gute Vorbereitung für die Dehnung der Brust- und Nackenmuskulatur.

1

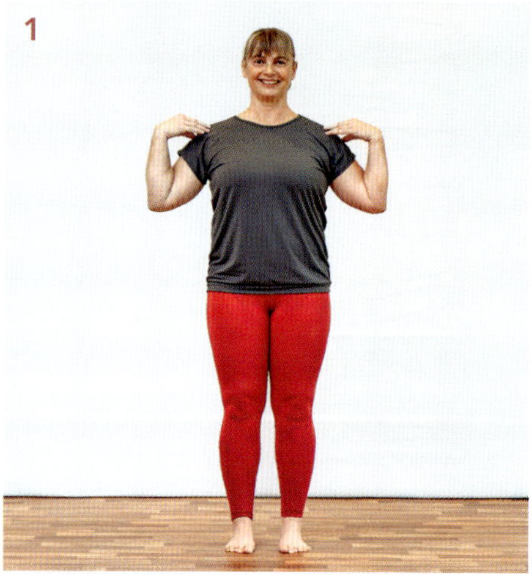

**1** Stehen Sie aufrecht im hüftgelenksbreiten Stand und legen Sie die Fingerspitzen auf Ihre Schultern, die Ellbogen zeigen dabei nach unten. Bauen Sie eine gute Rumpfspannung auf, indem Sie den Bauchnabel nach innen-oben ziehen wie einen Reißverschluss.

2

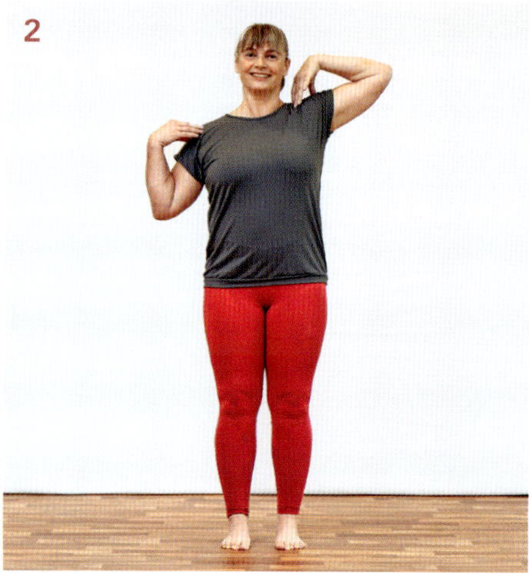

**2** Beginnen Sie, die angewinkelten Arme im Wechsel nach hinten zu kreisen. Wechseln Sie nach einigen Wiederholungen die Kreisrichtung. Während des gesamten Bewegungsablaufs lassen Sie den Atem fließen.

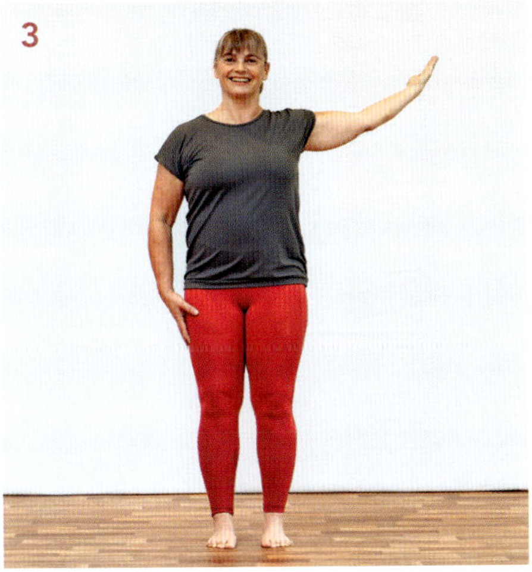

**3** Wenn Sie sich gut bewegt und warm im Schulternackenbereich fühlen, strecken Sie die Arme beim wechselseitigen Kreisen.

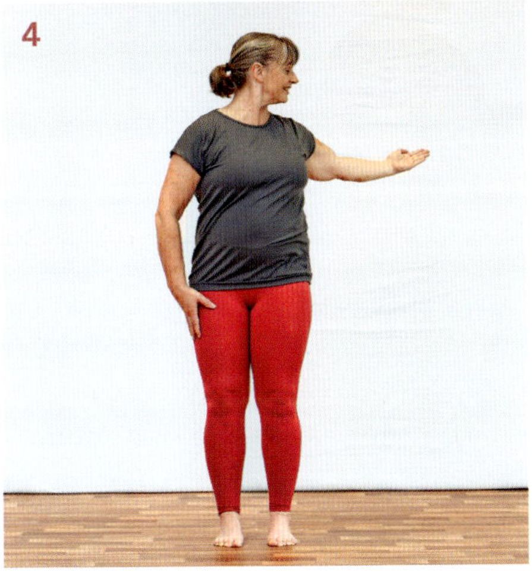

**4** Zum krönenden Abschluss bringen Sie noch mehr Bewegung in den Körper, indem Sie Ihren Armen beim Kreisen nachschauen und die Brustwirbelsäule mit einbeziehen.

Diese Übung können Sie auch gut als Morgenroutine nutzen, um in Schwung zu kommen: Setzen Sie sich auf die Bettkante und richten Sie sich gut auf, dabei strahlt Ihr Brustbein stolz nach vorn und Ihr Scheitel zieht in Richtung Decke. Vielleicht wollen Sie sich vorab noch mal recken und strecken, indem Sie sich mal rechts, mal links weit nach oben recken. Gähnen Sie auch herzhaft. Dann legen Sie wie oben für den Stand beschrieben mit den Armkreisen los.

# Beinpendel

Hält die Hüftgelenke beweglich, verbessert die Innen- und Außenrotation des Hüftgelenks und mobilisiert den unteren Rücken. Fördert die Durchblutung der tiefen Beckenmuskulatur. Gute Vorbereitung für die Dehnung der Gesäßmuskulatur.

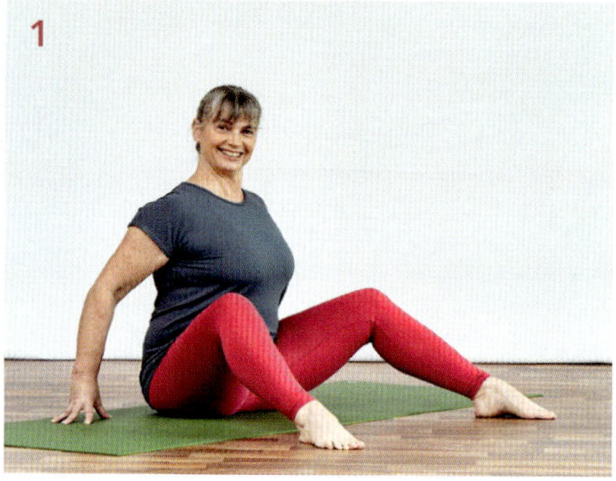

**1** Stellen Sie die Beine überhüftbreit auf. Die Knie und die Fußspitzen zeigen leicht nach außen. Stützen Sie die Arme hinter dem Körper auf, die Finger zeigen zur Seite. Die Ellbogengelenke sind leicht gebeugt. Richten Sie den Oberkörper auf, heben Sie das Brustbein an und ziehen Sie den Bauchnabel nach innen-oben.

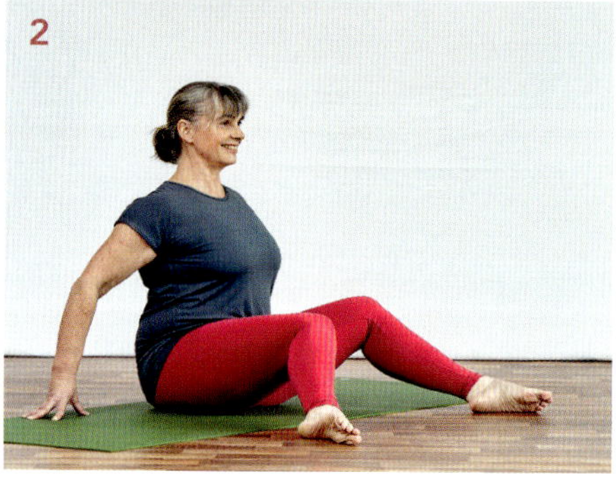

**2** Pendeln Sie jetzt die Beine langsam von rechts nach links und halten Sie den Oberkörper stabil in der Mitte. Machen Sie zuerst eine kleine Bewegung, dann vergrößern Sie von Wiederholung zu Wiederholung den Bewegungsradius, bis Sie

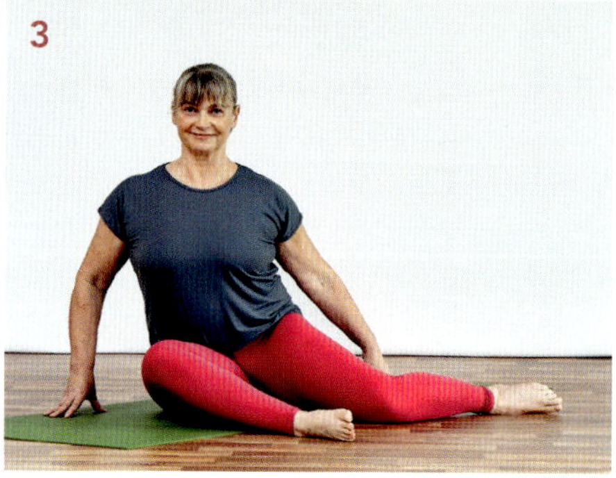

**3** das Becken und den Rumpf in die Bewegung integrieren. Dabei löst sich eine Hand aus der Matte.

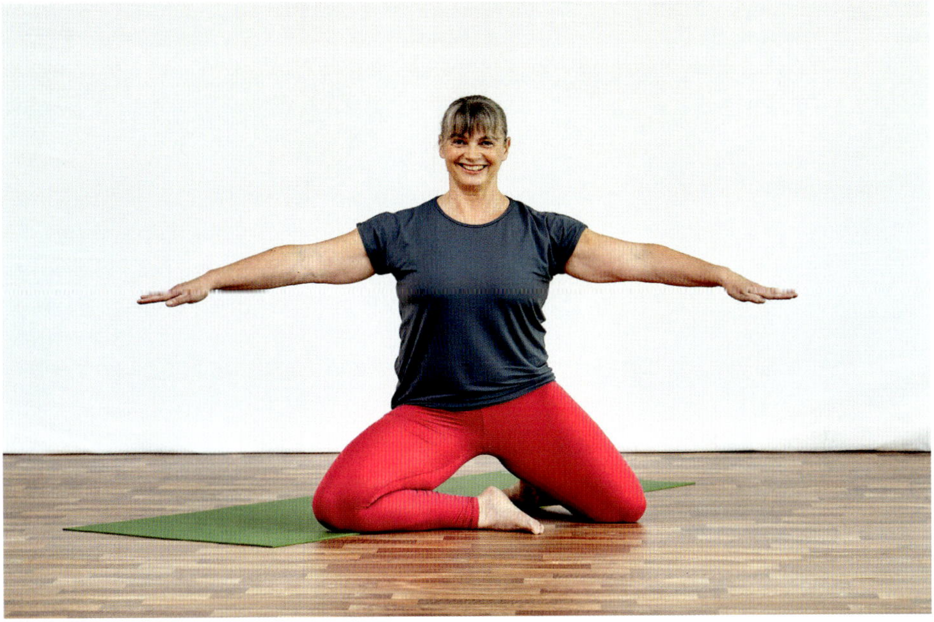

## VARIANTE FÜR GEÜBTE

Sie können den Schwierigkeitsgrad steigern, indem Sie bei der Ausführung Ihre Arme frei zur Seite strecken und in der Endposition das Becken zusätzlich anheben und wieder absetzen. Achten Sie dabei auf eine gute Rumpfspannung und Aufrichtung der Wirbelsäule.

# Katze & Kuh

Sorgt für eine bessere Beweglichkeit der gesamten Wirbelsäule und einzelner Abschnitte. Verbessert die Koordination von Atmung und Bewegung. Dehnt den Rückenstrecker in der gehaltenen Katzenposition.

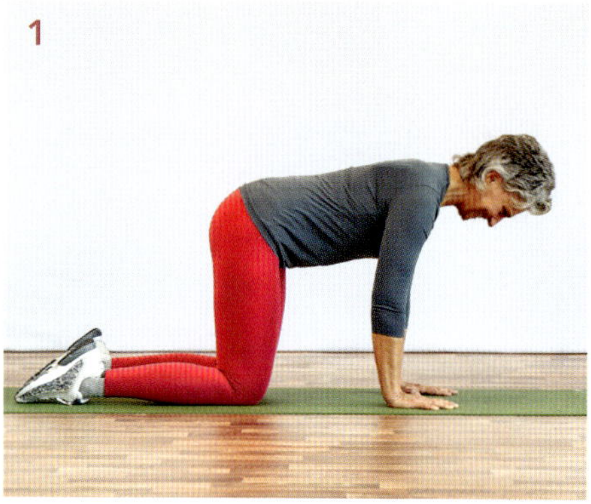

**1** Begeben Sie sich auf der Matte in den Vierfüßlerstand. Dabei platzieren Sie die Hände schulterbreit unter den Schultergelenken, die Knie sind etwa faustbreit geöffnet, die Füße liegen mit dem Fußspann locker auf der Matte. Verlängern Sie die Wirbelsäule vom Scheitel bis zum Steiß und bauen Sie eine sanfte Bauchspannung auf, indem Sie den Bauchnabel nach innen-oben ziehen.

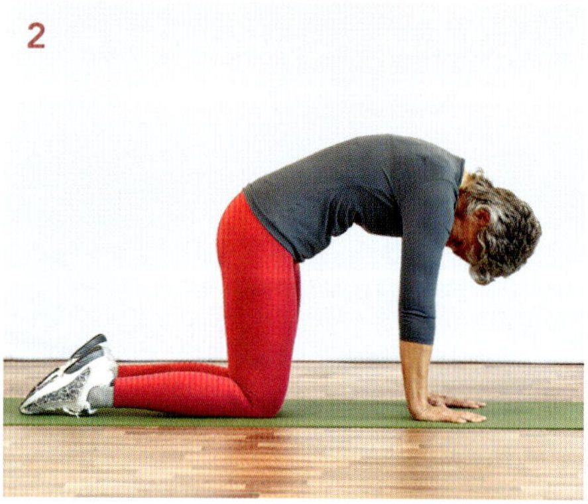

**2** Mit der Ausatmung runden Sie Ihre gesamte Wirbelsäule vom Kopf bis zum Steiß wie eine Katze, die einen Buckel macht. Mit der Einatmung fließen Kopf und Steiß wieder in die Länge: Ihre Wirbelsäule streckt sich.

Wenn Sie das Bedürfnis haben, die Rückenmuskeln etwas mehr zu dehnen, dann halten Sie die Katzenbuckel-Position mehrere Atemzüge. Drücken Sie während des Haltens Ihre Hände und Unterschenkel gegen die Matte, als ob Sie den Boden wegschieben wollten. Dabei atmen Sie bewusst ein, sodass sich die Rückenmuskeln aufblähen und weiten wie ein Luftballon.

3

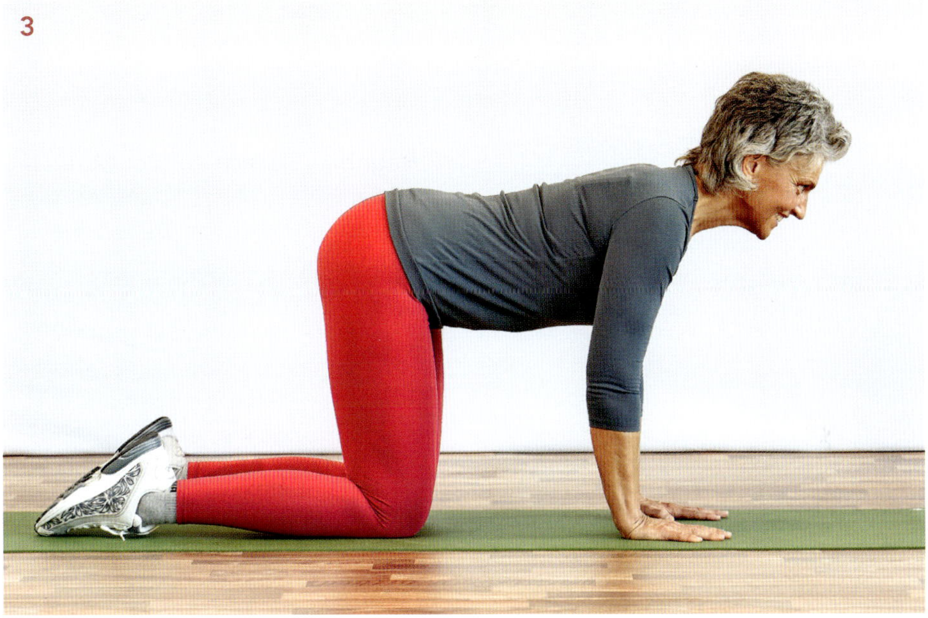

3 Mit der nächsten Ausatmung lassen Sie Ihre Wirbelsäule sanft in Richtung Boden sinken und heben den Kopf mit dem Blick nach vorn. Während des Sinkenlassens ziehen Sie den Bauchnabel sanft nach innen. Einatmend kehren Sie wieder in die gestreckte Vierfüßler-Position zurück. Diese Abfolge können Sie beliebig oft wiederholen, bis Sie sich gut bewegt und warm im Rücken fühlen.

# Kindshaltung & Halbmond

Hält den Rumpf und die Hüfte beweglich und öffnet im Halbmond den Hüft-Leisten-Bereich. Wirkt positiv auf die Faszien. Weckt und mobilisiert die Lebensgeister am Morgen.

1

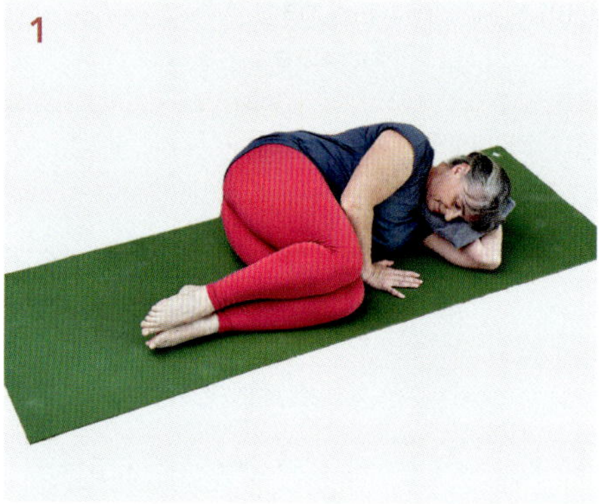

**1** Legen Sie sich seitlich auf die Matte und winkeln Sie beide Beine in Richtung Bauch an. Ziehen Sie die Arme zum Körper und neigen Sie das Kinn zur Brust. Kugeln Sie sich seitlich zusammen wie ein Kind im Schoss der Mutter. Gegebenenfalls können Sie Ihren Kopf auf ein Handtuch oder Kissen legen. Atmen Sie in der Kindsposition mehrmals entspannt ein und aus.

2

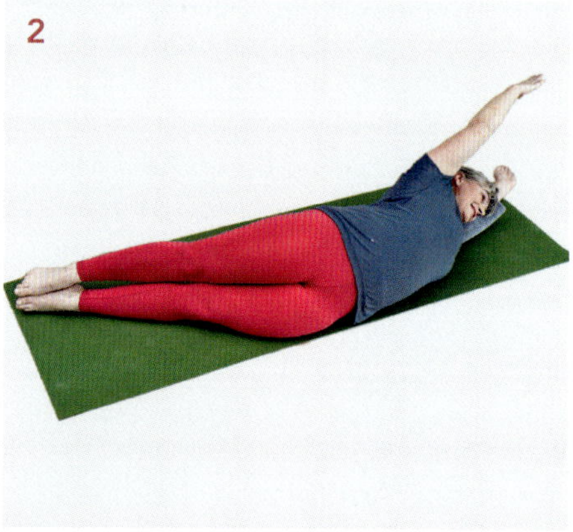

**2** Mit einer tiefen Einatmung aktivieren Sie sich und strecken den ganzen Körper in die Länge: Strecken Sie die Beine nach unten-hinten aus, dabei sollte sich der Leistenbereich öffnen. Strecken Sie die Arme über den Kopf aus. Aktivieren Sie dabei alle Muskeln an Ihrer Rückseite, um in eine Halbmond-Position zu kommen. Verweilen Sie in dieser Position mehrere Atemzüge und entspannen Sie.

Führen Sie diese Bewegungsabfolge mehrmals durch, bis Sie sich aktiviert und durchbewegt fühlen. Zum Schluss schütteln Sie sich einmal durch und wechseln zur anderen Seite.

Seien Sie achtsam mit Ihren persönlichen Grenzen, lassen Sie sich Zeit und erzwingen Sie nichts! Falls Sie den Halbmond zu Beginn nicht gut einnehmen können, strecken Sie sich erst einmal so weit in die Länge wie möglich (siehe Varianten).

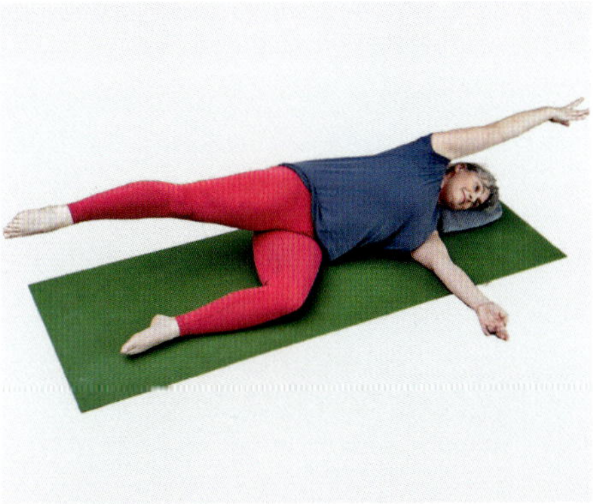

**VARIANTE 1**

Das untere Bein bleibt angewinkelt, der untere Arm zur besseren Stabilität am Boden nach vorn ausgestreckt. Dann strecken Sie das obere Bein und den oberen Arm aus und ziehen den Körper aktiv in die Länge

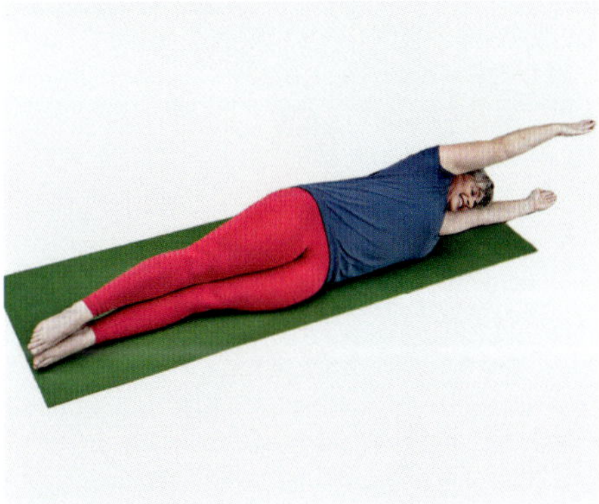

**VARIANTE 2**

Strecken Sie beide Beine und Arme und den Körper aktiv auf einer gedachten Linie in die Länge.

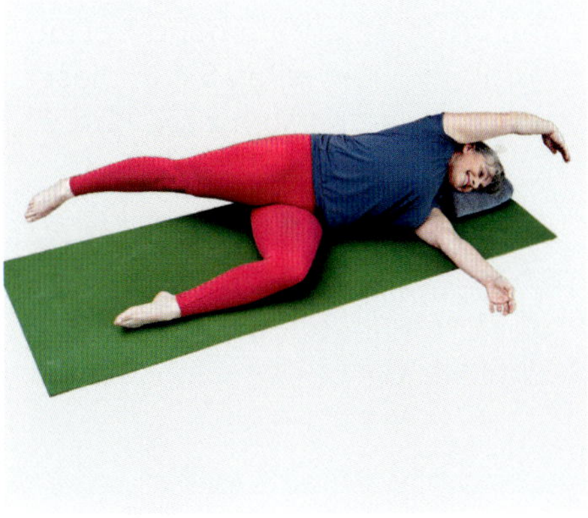

**VARIANTE 3**

Das untere Bein bleibt angewinkelt, der untere Arm wird zur besseren Stabilität am Boden nach vorn ausgestreckt. Strecken Sie das obere Bein und den oberen Arm so aus, dass die Fußspitze und die Fingerspitzen den Boden berühren. Ziehen Sie nun aktiv den Körper in den Halbmond, dabei hält die Fußspitze den Kontakt zum Boden.

# Beinschwünge

Mobilisiert den Rücken und die Hüftgelenke, hilft bei einem steifen Rücken und wirkt positiv auf die Rumpf- und Hüftbeweglichkeit sowie auf die Faszien. Öffnet den Brustkorbraum.

1

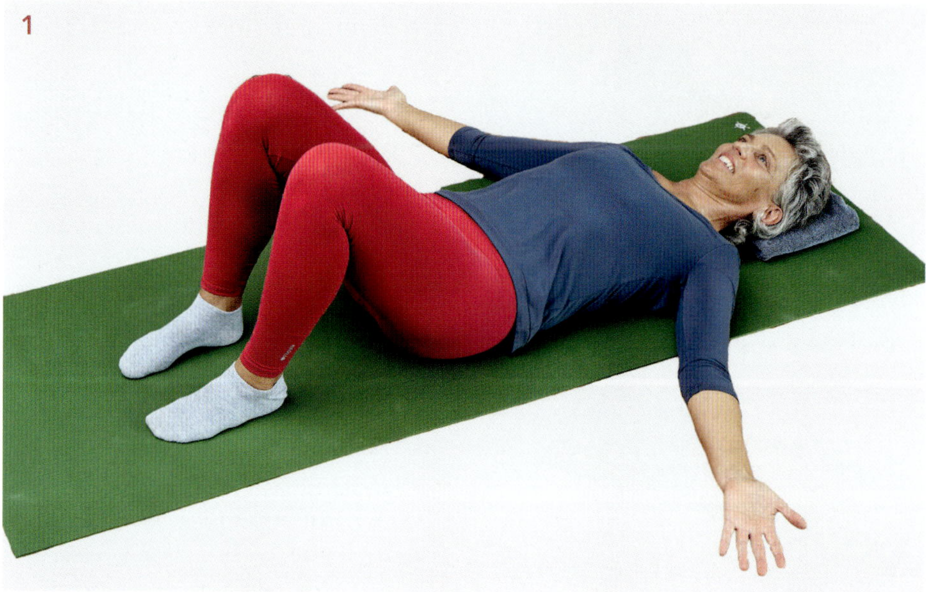

**1** Recken und strecken Sie sich in der Rückenlage in die Länge, die Arme befinden sich neben dem Kopf, die Hände und Füße streben auseinander. Ein Handtuch oder Kissen unter dem Kopf sorgt für ein angenehmes Gefühl.
Legen Sie danach die Arme seitlich ausgestreckt etwas unterhalb der Schulterhöhe auf dem Boden ab, dabei zeigen Ihre Handinnenflächen in Richtung Decke, wie ein Adler, der seine Flügel ausbreitet. Genießen Sie für einen Moment die Weite des Brustkorbs und atmen Sie durch. Stellen Sie nun beide Füße hüftgelenksschmal auf dem Boden auf und spannen Sie die Bauchmuskulatur nach innen-oben an, um darüber eine Sicherung der Wirbelsäulenstrukturen zu erlangen.

2

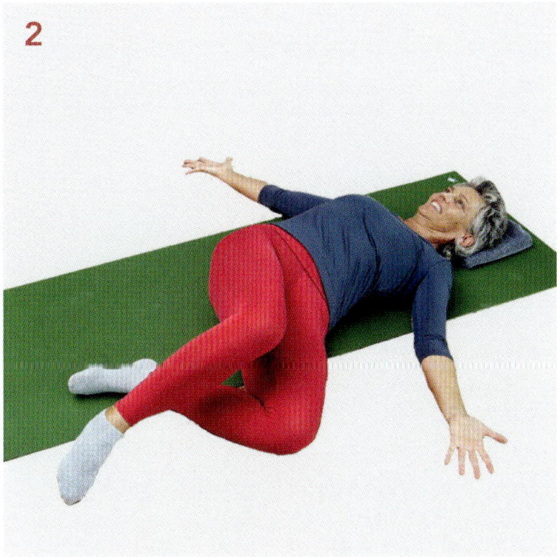

**2** Versuchen Sie, mit dem rechten Fuß, genauer gesagt mit dem großen Zeh, einen weiten Bogen auf dem Boden „zu malen". Beginnen Sie damit, Ihre Knie zur linken Seite in Richtung Boden abzusenken, beide Schultern und beide Arme bleiben liegen. Setzen Sie den rechten Fuß in Richtung linke Seite in Bewegung, am linken Fuß und Bein vorbei und **3** schließlich – so weit, wie Sie kommen – in Richtung der linken Hand.

3

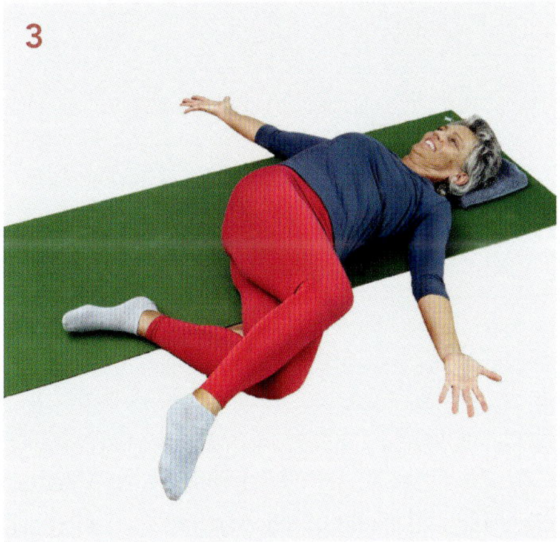

Zu jeder Zeit befindet sich der Fuß über den großen Zeh in Kontakt mit dem Boden. Versuchen Sie auch, beide Arme und Schultern so gut wie möglich liegen zu lassen. Führen Sie den Fuß im Bogen zurück zu seiner Ausgangsposition und lassen Sie die Knie zur rechten Seite sinken, sodass sich der linke Fuß am Bogenmalen versuchen kann. Wenn Sie möchten, blicken Sie mit dem Kopf in die entgegengesetzte Richtung der Beinbewegung.

Den Fuß in Bodenkontakt zu halten, während er versucht, einen Bogen zu malen, kann eine große Herausforderung darstellen: in der Hüftgelenksbeweglichkeit genauso wie in der Rückenbeweglichkeit. Seien Sie achtsam mit sich und erzwingen Sie nichts! Akzeptieren Sie die momentan vorhandene Beweglichkeit und üben Sie vorsichtig im Wechsel die eine und die andere Seite.

# Kniependel

Mobilisiert den Rücken und die Hüftgelenke. Hilft bei einem steifen Rücken und anderen Rückenbeschwerden. Wirkt positiv auf die Rumpf- und Hüftbeweglichkeit sowie auf die Faszien.

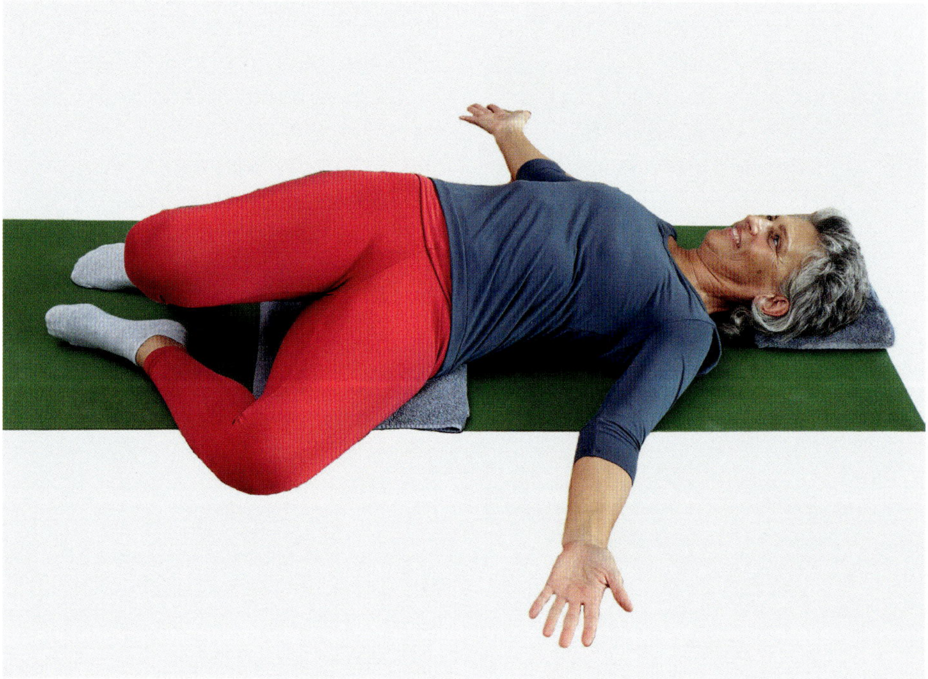

Für ein bequemeres Gefühl im Kopf- und Beckenbereich, können Sie ein kleines Kissen bzw. ein gefaltetes Handtuch unterlegen.

Recken und strecken Sie sich in der Rückenlage in die Länge. Ihre Arme befinden sich neben dem Kopf, die Hände und Füße streben auseinander.

Legen Sie danach die Arme seitlich ausgestreckt etwas unterhalb der Schulterhöhe auf dem Boden ab, dabei zeigen die Handinnenflächen in Richtung Decke, wie ein Adler, der seine Flügel ausbreitet. Genießen Sie für einen Moment die Weite des Brustkorbs und atmen Sie durch.

Stellen Sie nun beide Füße hüftgelenksschmal auf dem Boden auf. Lassen Sie das Kreuzbein, das zwischen den beiden Beckenschaufeln liegt, entspannt in den Boden sinken und genießen Sie das sanfte Hohlkreuz im Lendenwirbelsäulenbereich darüber.

Beginnen Sie damit, die Kniegelenke ein, zwei Zentimeter nach rechts und links zu pendeln; ganz ohne Mühe, als würde das Pendeln von allein geschehen, als würden die Knie durch einen leichten Wind hin- und hergewogen. Beobachten Sie, wo diese kleine Bewegung im Rücken ankommt und sanft etwas in Bewegung setzt. Bleiben Sie zwei, drei Minuten in dieser kleinen Bewegung und genießen Sie den lösenden Effekt im Rücken. Vielleicht nehmen Sie wahr, wie sich diese Bewegung vom unteren Rücken nach und nach bis zum Kopf ausbreitet, weil Ihre Wirbelsäule durchlässiger wird.

Lassen Sie die Bewegungen der Knie nach rechts und links nach und nach größer werden, sodass sich auch die Beckenschaufeln vom Boden lösen und die Knie vielleicht sogar am Boden ankommen. Wenn Ihr Kopf sich mitbewegen möchte, so lassen Sie die Bewegung ebenso nach rechts und links zu: entweder parallel mit oder entgegengesetzt zu den Knien. Spüren und genießen Sie das Verwringen Ihres Körpers. Gehen Sie nur so weit, wie Sie ein Wohlbefinden wahrnehmen.

Eventuell finden Sie es angenehm, diese Bewegung mit Ihrem Atem zu verbinden? Dann könnte Einatmen die Bewegung der Knie zur Mitte hin begleiten und Ausatmen die Bewegung der Knie zur Seite. Kommen Sie für eine längere Zeit in einen Bewegungsfluss mit lösendem Charakter.

1

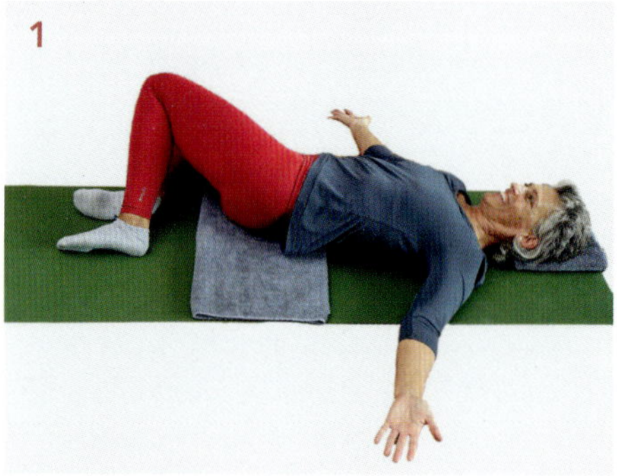

2

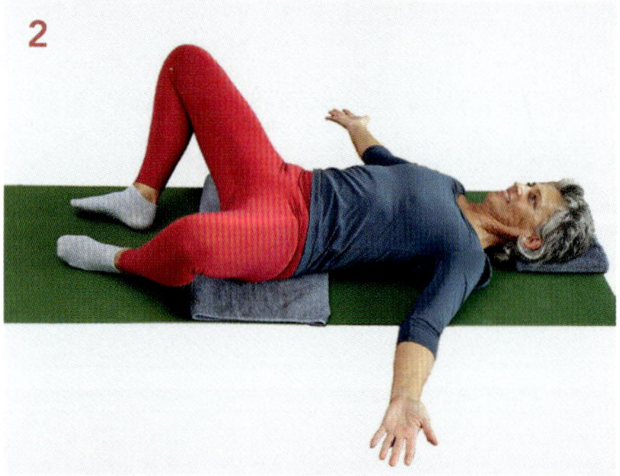

3

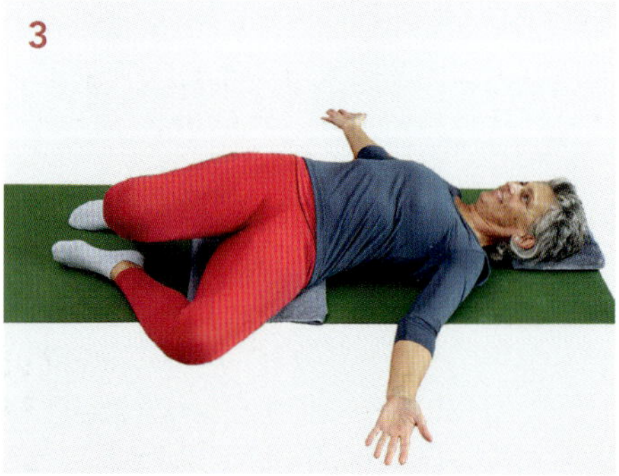

## VARIANTE 1

Befinden Sie sich in der etwas größeren Bewegung nach rechts und links, können Sie den Wechsel der Beine auf die andere Seite anders gestalten und damit die Hüftgelenke mehr einbeziehen: **1** Nachdem Ihre beiden Knie zur rechten Seite hinuntergegangen sind,

**2** lösen Sie zuerst das linke Knie aus der Position. Es fließt in Richtung Mitte und weiter zur anderen Seite. Das rechte Knie folgt, sobald Ihre Hüftgelenksbeweglichkeit das Nachkommen des Knies bzw. des Beins erfordert. In diesem Moment sind beide Knie/Beine nach außen geöffnet, als wären sie Schmetterlingsflügel.

**3** Ihr linkes Knie geht weiter Richtung Boden, gefolgt vom rechten, das am Ende wieder sanft auf dem unteren Bein abgelegt wird.

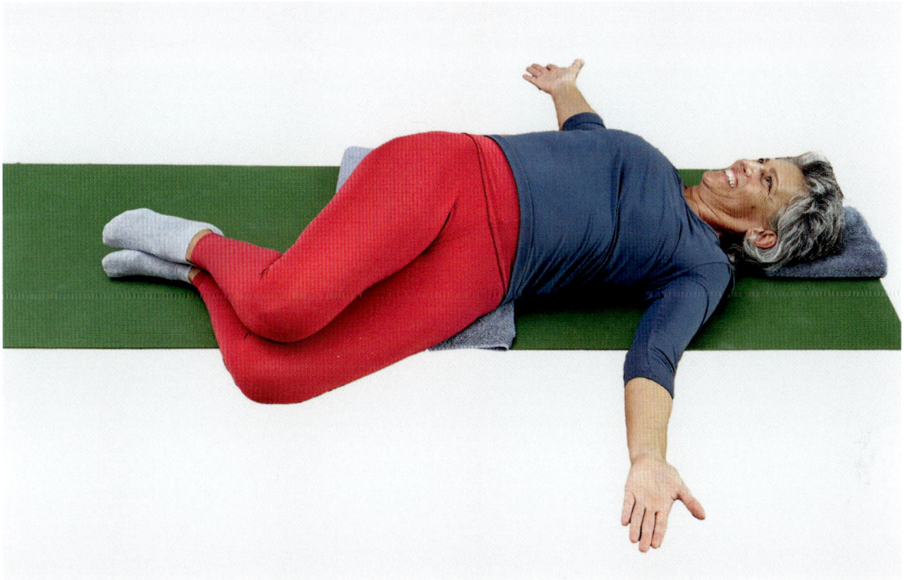

## VARIANTE 2

Stellen Sie die Füße auf dem Boden auf, sodass sich die Innenseiten der Füße und der Knie berühren. Lassen Sie die Knie zur Seite sinken, während sich die Beine und Füße berühren, als wären sie zusammengeklebt. Auf der Seite angekommen, befinden sich beide Knie auf gleicher Höhe. Dies führt dazu, dass Ihre Wirbelsäule etwas mehr Zug erfährt. Fühlt sich dies an jeder Stelle Ihres Körpers angenehm an? Wenn Sie feststellen, dass sich ein Schulterblatt vom Boden löst, achten Sie beim nächsten Durchgang darauf, dass es fest mit dem Boden verbunden bleibt, als ob Sie eine Münze am Boden fixieren wollten.

Sie können Ihren Kopf in die gleich oder in die entgegengesetzte Richtung drehen.

# Übungssammlung „Stretching"

In dieser Übungssammlung finden Sie weitere Dehnübungen für unterschiedliche Muskeln. Diese können als Erweiterung eines Allround-Programms dienen oder Sie stellen sich Ihr eigenes Dehnprogramm zusammen. Hierzu sind die Übungen zur besseren Orientierung in folgende Kategorien eingeteilt:

- Beine, Gesäß und Füße
- Arme, Schultern und Hände
- Rumpf

# Beine, Gesäß und Füße

# Dehnung der Wadenmuskulatur

Wirkt positiv bei verkürzter Achillessehne und eingeschränkter Fußgelenksbeweglichkeit. Dehnt auch die Zehenmuskulatur und Fußfaszien, wenn die Übung barfuß ausgeführt wird. Empfehlenswert für Vielsteher und Wanderer.

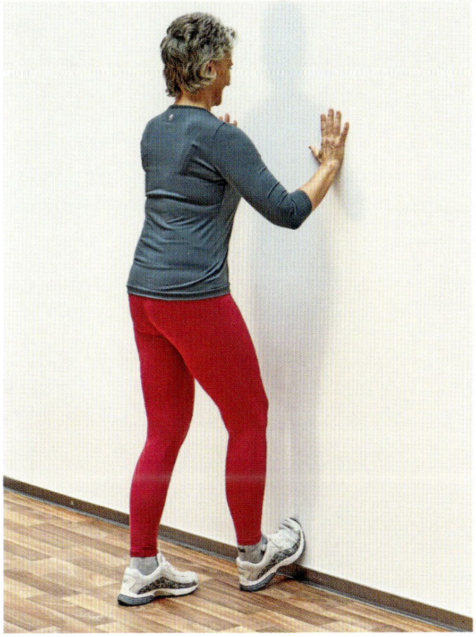

Stellen Sie sich im Abstand von einer knappen Armlänge vor eine Wand und stützen Sie sich mit beiden Händen etwa schulterbreit ab. Ihr Oberkörper ist aufrecht, die Schultern ziehen in Richtung Becken und der Bauchnabel ist nach innen-oben gezogen. Nun stellen Sie den rechten Fuß so aufrecht wie möglich gegen die Wand, gleichzeitig beugen Sie sanft das rechte Knie.

Sie spüren die Dehnspannung im unteren Drittel der Wade hin zur Achillessehne. Atmen Sie ruhig und gleichmäßig, bleiben Sie im Oberkörper aufrecht und halten Sie Ihre Rumpfspannung, während Sie in die Dehnung hineinschmelzen. Die Dehnspannung können Sie verstärken, indem Sie Ihr Knie immer mehr in Richtung Wand schieben.

Halten Sie die Dehnung bis zu einer Minute. Anschließend lockern Sie die Unterschenkelmuskeln durch leichtes Schütteln und wechseln die Seite.

# Dehnung der Hüftbeugemuskulatur

Wirkt positiv auf den Leistenbereich, den unteren Rücken und auf die Faszien. Dehnt auch die Oberschenkelvorderseite und die seitliche Rumpfmuskulatur. Empfehlenswert für Vielsitzer, aber auch für Läufer und Radfahrer.

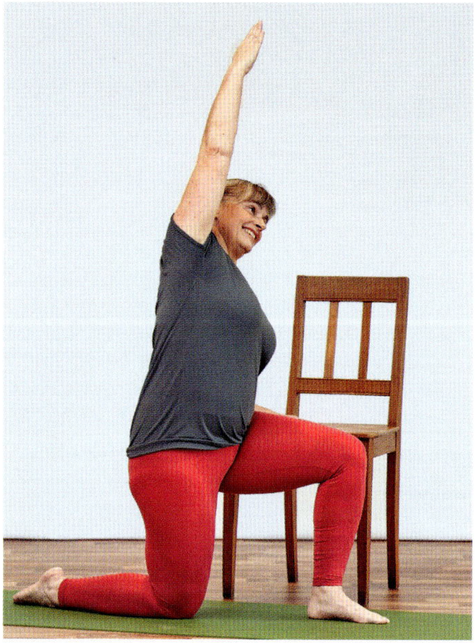

**1** Stellen Sie den Stuhl an Ihre linke Seite mit der Sitzfläche zu sich ausgerichtet. Gehen Sie in den einbeinigen Kniestand, dabei ist das linke Bein nach vorn aufgestellt. Der Fersenbereich des Fußes befindet sich senkrecht unter dem Kniegelenk, das Knie und die Zehen sind nach vorn ausgerichtet. Das Knie des hinteren Beins befindet sich senkrecht unter dem Hüftgelenk. Stützen Sie sich mit der linken Hand auf der Sitzfläche des Stuhls ab.

**2** Ihr Oberkörper ist aufgerichtet, dabei ziehen Sie Ihre Wirbelsäule in die Länge, indem Sie mit dem Scheitelpunkt in Richtung Decke streben, Ihr Steißbein zieht in Richtung Boden. Spannen Sie nun aktiv die Gesäßmuskeln an. Wenn Sie bereits eine Dehnspannung im Bereich der rechten Leiste und im oberen Drittel des vorderen Oberschenkels spüren, dann verweilen Sie einen Augenblick in dieser Position und atmen Sie mehrmals tief ein und aus.

**3** Strecken Sie den rechten Arm in Richtung Decke und verlängern Sie die Rumpfseite unter Beibehaltung der Gesäßspannung. Neigen Sie sich zur Stuhlseite und intensivieren Sie die Dehnspannung. Bleiben Sie bis zu einer Minute in der Dehnposition und wechseln Sie danach die Seite.

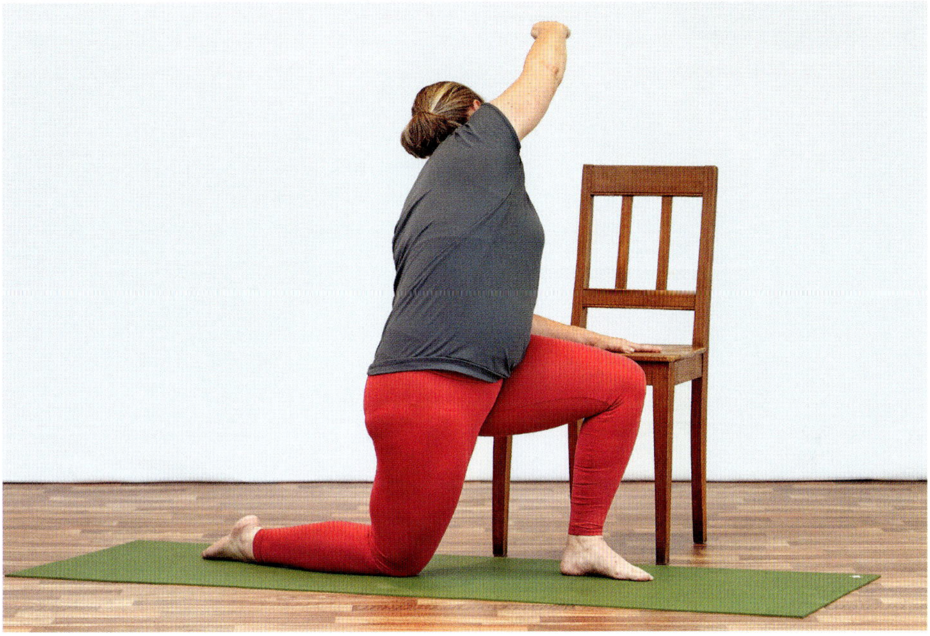

### VARIANTE 1

In der Endposition der Dehnung führen Sie kleine Federimpulse mit Arm und Rumpf aus, indem Sie den Arm/Rumpf innerhalb der letzten Zentimeter der Dehnposition federnd zur Seite des Stuhls ziehen.

### VARIANTE 2

In der Endposition drehen Sie den Oberkörper sanft weiter nach links und versuchen, mit dem rechten Arm zur Rückenlehne des Stuhls zu streben. Schauen Sie bewusst Ihrer Hand nach. Dabei verlagert sich die Dehnung vom Hüftbereich hin zu den seitlichen Rumpfmuskeln.

# Dehnung der Fußsohle

Dehnt die kurze Fuß- und Zehenmuskulatur. Wirkt positiv auf die Fußfaszien und hilft bei Fußkrämpfen.

1

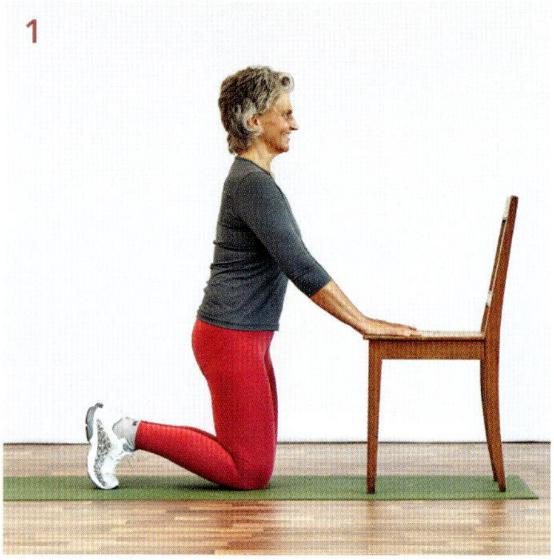

**1** Gehen Sie auf der Matte in den Kniestand. Nutzen Sie gegebenenfalls einen Stuhl, um sich beim Hinknien abzustützen. Ihre Knie sind in etwa faustbreit voneinander entfernt. Richten Sie den Oberkörper auf und stellen Sie die Füße mit den Zehenballen auf. Vielleicht spüren Sie bereits jetzt eine leichte Dehnspannung im Bereich der Zehen und der Fußsohlen. Dann bleiben Sie gern mehrere Atemzüge in dieser Position.

2

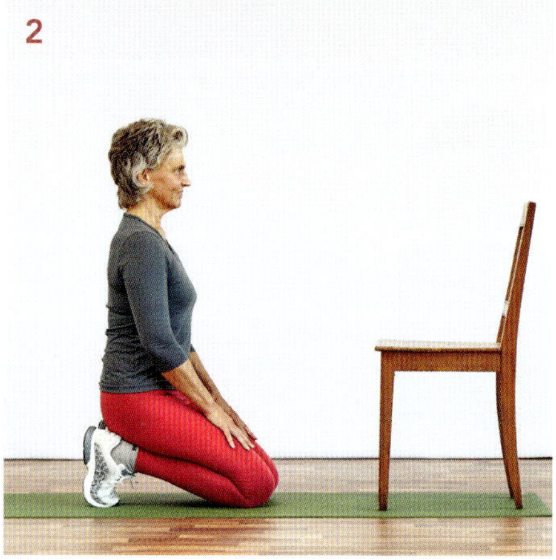

**2** Senken Sie nun langsam das Gesäß in Richtung Fersen, dabei können Sie sich weiter am Stuhl abstützen. Richten Sie den Oberkörper auf und setzen Sie sich auf den Fersen ab. Atmen Sie ruhig ein und aus und nehmen Sie die Dehnung im Fuß wahr, bleiben Sie im Bereich zwischen 5 und 8 der Dehnskala. Verweilen Sie bis zu einer Minute in der Dehnposition. Seien Sie achtsam mit Ihren persönlichen Grenzen, lassen Sie sich Zeit und erzwingen Sie nichts.

Wenn Sie sich aus dem Kniestand nicht absetzen können, empfehlen wir Ihnen, zur Vorbereitung die Übung aus dem Vierfüßlerstand zu beginnen.

1

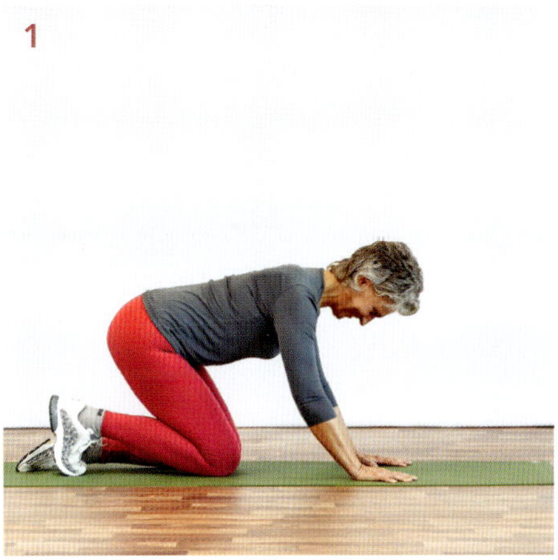

2

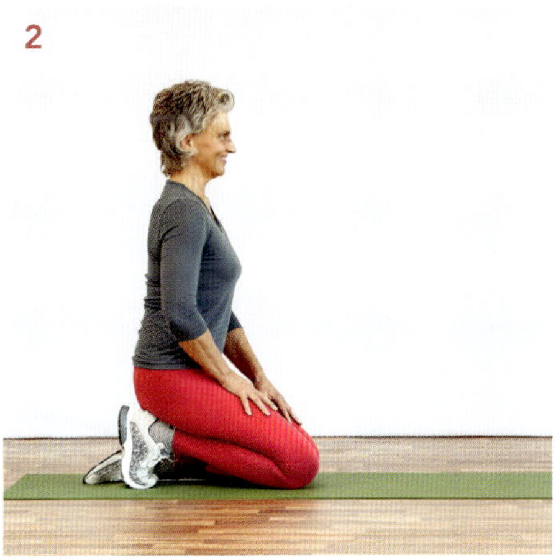

## VARIANTE

**1** Platzieren Sie Ihre Hände schulterbreit unter den Schultergelenken, die Knie sind etwa faustbreit geöffnet, die Füße liegen mit dem Fußspann locker auf der Matte. Verlängern Sie die Wirbelsäule vom Scheitel bis zum Steiß und ziehen Sie den Bauchnabel nach innen-oben. Stellen Sie einen Fuß auf die Zehenballen und schieben Sie den Oberkörper mehrmals langsam in Richtung Ferse und wieder zurück. Dann wechseln Sie den aufgestellten Fuß.

**2** Mit der Zeit werden Sie spüren, dass es Ihnen immer leichter fällt, das Körpergewicht über die Ferse zu bringen. Verbleiben Sie immer länger in der Position und versuchen Sie langsam, sich immer weiter aufzurichten. Wenn Sie die Aufrichtung des Oberkörpers schaffen, wechseln Sie zur beidfüßigen Übung im Kniestand.

# Dehnung des Fußspanns

Lockert die Fußgelenke und den Gang. Dehnt gleichzeitig die Schienbeinmuskulatur und die oberflächlichen Fußmuskeln (Zehenstrecker). Empfehlenswerte Ausgleichsübung für Wanderer, Nordic-Walker und Vielsteher.

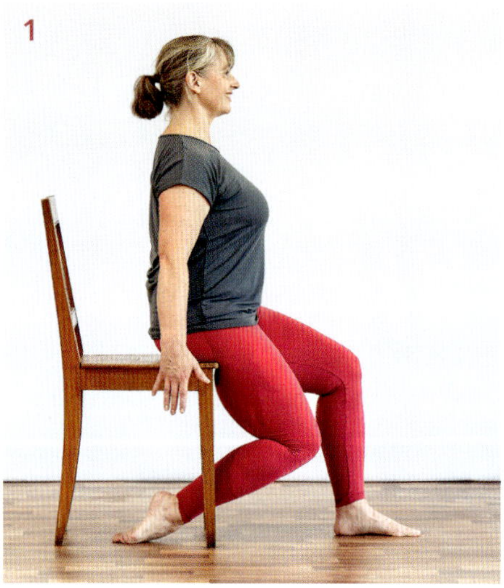


**1** Sitzen Sie im vorderen Drittel des Stuhls, dabei sind beide Beine hüftgelenksbreit geöffnet und die Fersen sind unter den Kniegelenken platziert. Richten Sie den Oberkörper über den Sitzbeinen auf und ziehen Sie sich lang. Bringen Sie einen Unterschenkel unter den Stuhl und stellen Sie den Fußspann gegen den Boden auf. Sie werden die Dehnung von den Zehen über den Fußspann bis zum Unterschenkel spüren. Halten Sie die Dehnung bis zu einer Minute und konzentrieren Sie sich auf eine ruhige, gleichmäßige Atmung.

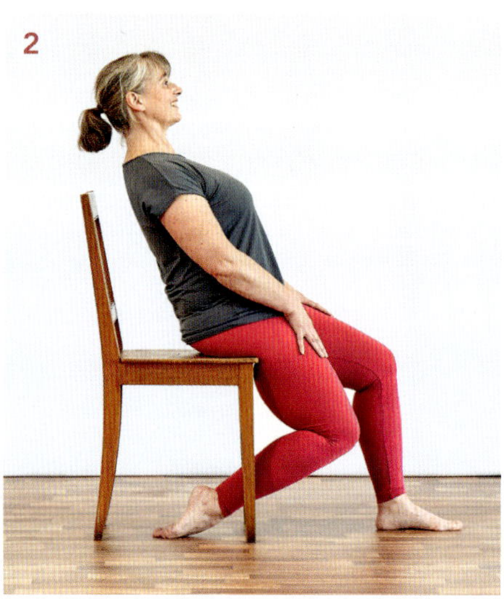


**2** Die Dehnung wird intensiviert, indem Sie den Oberkörper leicht nach hinten lehnen. So können Sie während der Dehnung die Dehnspannung etwa alle 10 Sekunden variieren.

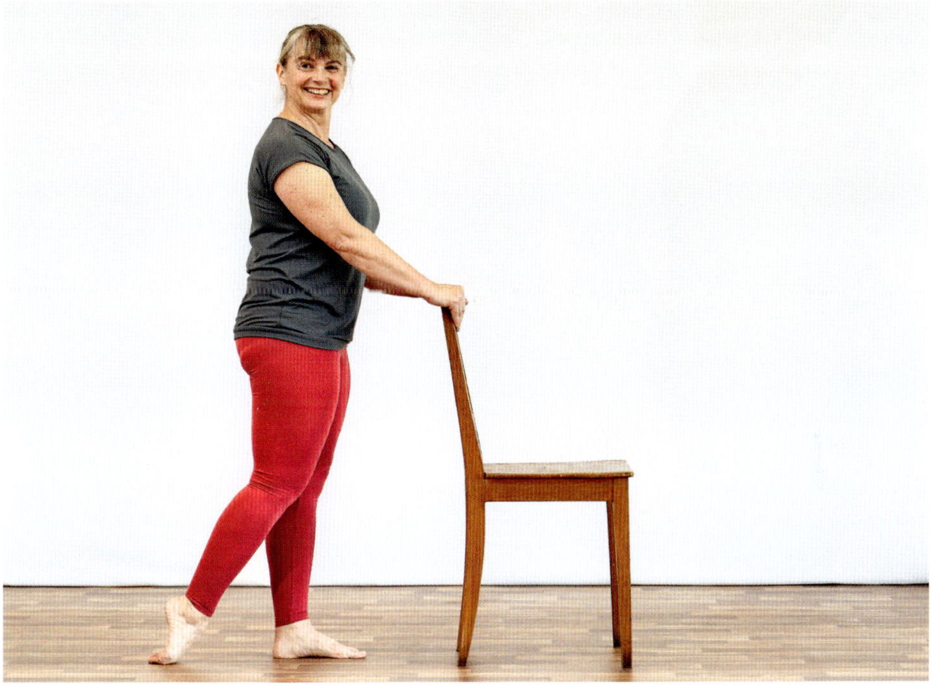

## VARIANTE

Stellen Sie im Stand wie zuvor beschrieben den Fuß nach hinten auf, bis Sie eine Dehnung auf dem Fußrücken spüren. Während der Dehnung von bis zu einer Minute verlagern Sie den Fuß mal mehr in Richtung großer Zeh, mal mehr in Richtung kleiner Zeh. Spüren Sie der unterschiedlichen Zugspannung nach.

# Dehnung der Oberschenkelvorderseite

Hält Knie- und Hüftgelenk beweglich. Gegenbewegung zur Beugehaltung.

1

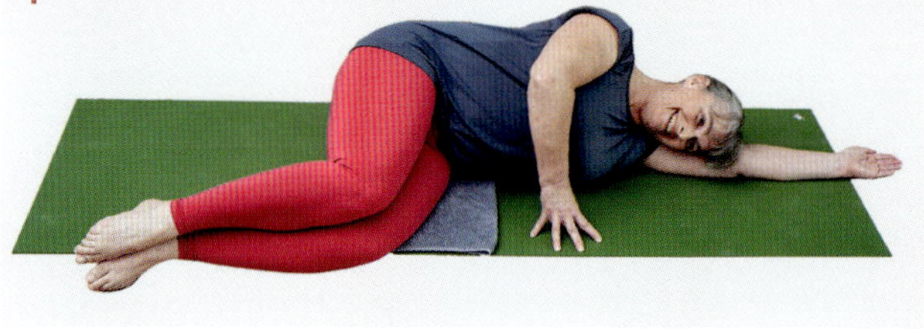

**1** Legen Sie sich auf Ihre linke Seite und legen Sie dabei den linken Arm unter dem Kopf ab. Sollten Sie damit Schwierigkeiten haben oder Ihnen die Kopfhöhe zu niedrig sein, kann ein kleines Kissen Ihren Kopf stützen. Ein Handtuch unter Ihrem Becken bietet Ihnen ebenfalls eine gute Unterlagerung. Gegebenenfalls strecken Sie den linken Arm auf dem Boden nach vorn aus. Winkeln Sie die Beine nach vorn an und ziehen Sie die Bauchdecke sanft nach innen-oben ein, um eine stabilere Liegeposition zu erlangen. Streben Sie mit Ihrer Wirbelsäule in die Länge.

2

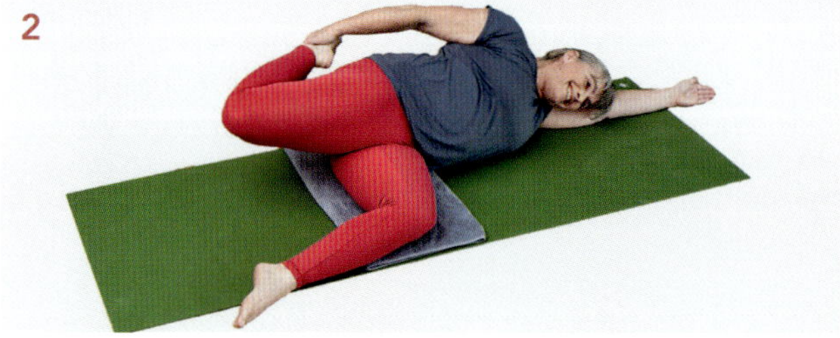

**2** Fassen Sie mit der rechten Hand den rechten Fuß, das Sprunggelenk oder den Unterschenkel, je nachdem, wo Sie gut greifen können. Ziehen Sie den rechten Fuß sanft mit der rechten Hand nach hinten, sodass im rechten vorderen Oberschenkel nach und nach eine Dehnung entsteht. Atmen Sie ruhig ein und aus, bleiben Sie bis zu einer Minute in der Dehnung und beobachten Sie, ob es währenddessen eine Veränderung des Dehnungsreizes gibt. Danach lösen Sie die Dehnposition auf und wechseln zur anderen Seite und zum anderen Bein.

## VARIANTE 1

In der Dehnposition angekommen drücken Sie Ihren Fuß für fünf Sekunden in die Hand hinein. Dann lösen Sie den Druck und ziehen das Bein sanft ein kleines Stück weiter nach hinten. Wiederholen Sie diese An- und Entspannung ruhig noch einige Male. Vielleicht gelingt es Ihnen mit der Zeit sogar, das Knie des Dehnungsbeins hinter die Linie des Hüftgelenks zu bringen.

## VARIANTE 2

Bewegen Sie in der Dehnposition den Fuß des Dehnungsbeins über das Ziehen der Hand mal etwas mehr nach hinten (größere Dehnung) und lassen Sie das Bein in die zuvor eingenommene Dehnposition zurückfließen. So entsteht eine kleine Dynamik.

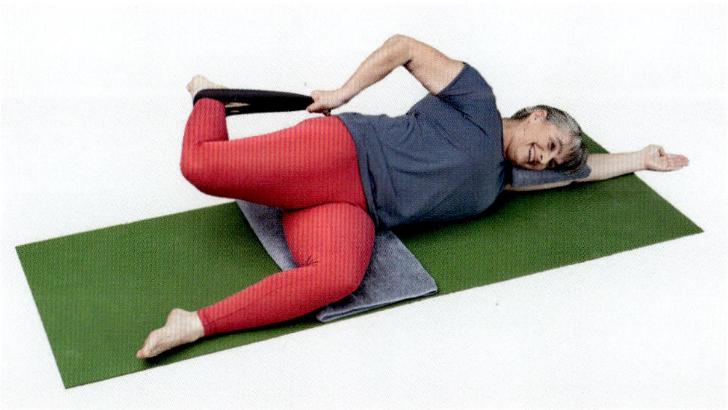

Wenn es für Sie im Moment schwierig ist, den Fuß mit der Hand zu greifen oder in der Dehnposition den Oberschenkel in der Linie Ihres Hüftgelenks zu halten, nehmen Sie ein Stretchband mit Schlaufen oder ein Handtuch zu Hilfe. Beide dienen Ihnen als Hilfe, um die gewünschte Dehnposition zu erreichen, und bieten Ihnen den Komfort der „Verlängerung" des Armes. Die Hilfsmittel können ebenso bei Problemen mit der Kniebeugung zur schmerzfreien Kniewinkel-Anpassung eingesetzt werden.

# Dehnung der Oberschenkel-rück- und -innenseite

Wirkt positiv auf die Hüft- und Kniebeweglichkeit sowie auf den Gang. Hilft bei Rückenproblemen. Gegenbewegung zur Beugehaltung.

## 1 Dehnung der Oberschenkelrückseite

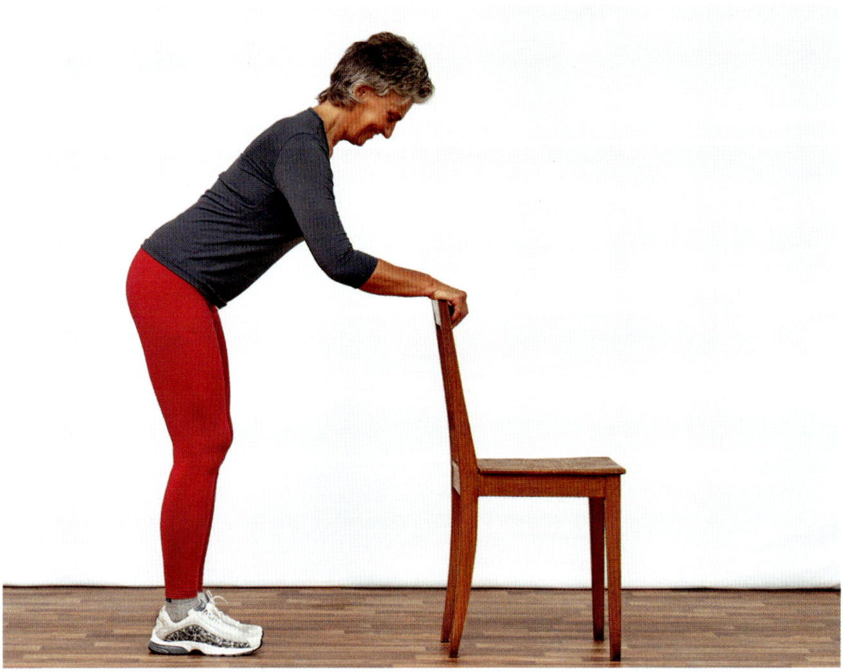

Stellen Sie den Stuhl vor sich auf, die Lehne zeigt zu Ihnen. Stehen Sie aufrecht und mit etwas Abstand (ca. 50 cm) vor dem Stuhl. Legen Sie Ihre Hände sanft auf die Stuhllehne.

Schieben Sie das Becken bei leicht gebeugten Knien langsam nach hinten-oben und neigen Sie gleichzeitig Ihren in der Länge eingerichteten Rumpf nach vorn-unten.

Gehen Sie so tief, bis Sie ein erstes Ziehen in der Oberschenkelrückseite wahrnehmen: Die Dehnung kann von den Sitzbeinhöckern bis hin zum Unterschenkel spürbar sein. Ihre Hände liegen weiterhin auf der Stuhllehne und unterstützen Sie beim Halten des Rumpfs.

Gegebenenfalls justieren Sie den Abstand Ihrer Füße zum Stuhl nach, damit der Oberkörper lang ausgestreckt bleibt. Achten Sie darauf, dass Ihre Sitzbeinhöcker immer in Richtung Decke streben, als wären sie Scheinwerfer, die die Decke anleuchten wollen. Atmen Sie ruhig ein und aus und verweilen Sie zwischen 30 und 60 Sekunden in der Dehnung.

Seien Sie achtsam mit sich und überfordern Sie Ihre Oberschenkelrückseite nicht. Lösen Sie sich sanft aus der Vorneige und lockern Sie die Beine. Wiederholen Sie die Dehnung gern noch einmal oder wechseln Sie zur nachfolgenden Dehnung.

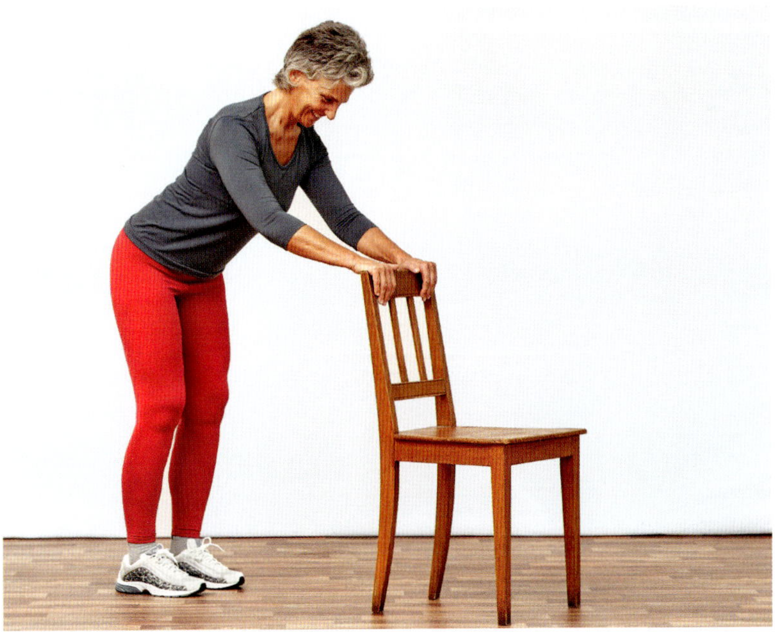

# 2 Dehnung der Oberschenkelinnenseite

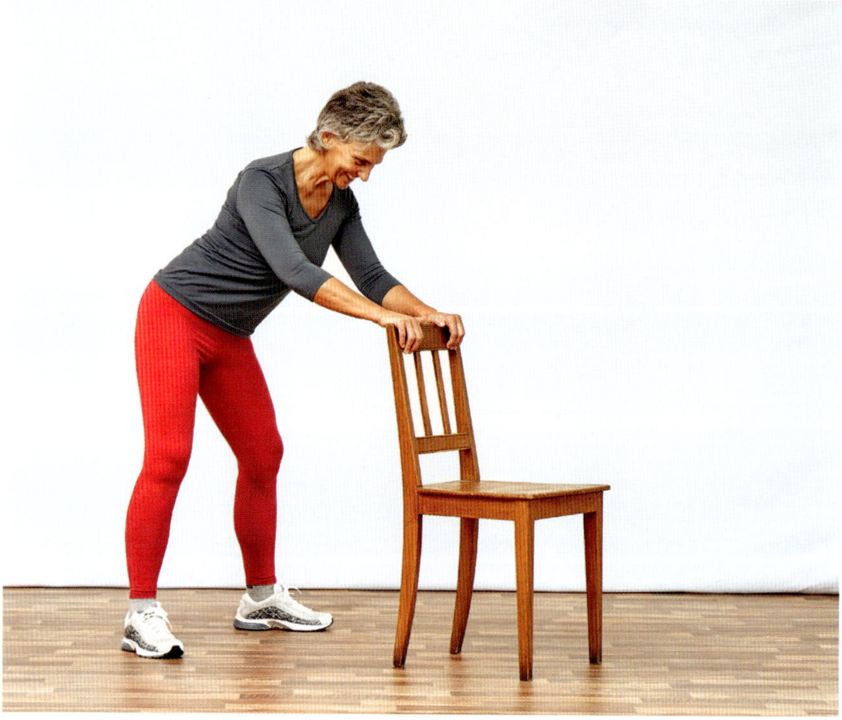

Stellen Sie den Stuhl vor sich auf, die Lehne zeigt zu Ihnen. Im hüftgelenkschmalen Stand drehen Sie die Beine in den Hüftgelenken etwas nach außen. Danach stellen Sie die Füße etwas über schulterbreit auseinander, die Knie und Fußspitzen zeigen diagonal nach außen. Nehmen Sie in dieser gegrätschten Beinstellung die Dehnposition der vorherigen Übung ein (Oberschenkelrückseite).

Im nächsten Schritt bewegen Sie Ihr Becken ein kleines Stück zur rechten Seite nach außen-oben. Diese Bewegung findet in den Hüftgelenken statt, sodass beide Beine in gleicher Länge bleiben und das Gewicht auf beiden Füßen gleich verteilt ist.

Spüren Sie das Ziehen im linken inneren Oberschenkel: Vom Schambein bis zum Unterschenkel ist ein Dehnungsreiz möglich.

Führen Sie das Becken zurück zur Mitte und wechseln Sie die Seite, indem Sie das Becken sanft nach links außen-oben fließen lassen. Genießen Sie die Dehnung in der rechten Oberschenkelinnenseite. Natürlich können Sie nach der ersten Seite eine Pause einlegen und sich ausschütteln, bevor Sie die zweite Beininnenseite dehnen.

## VARIANTE FÜR GEÜBTE

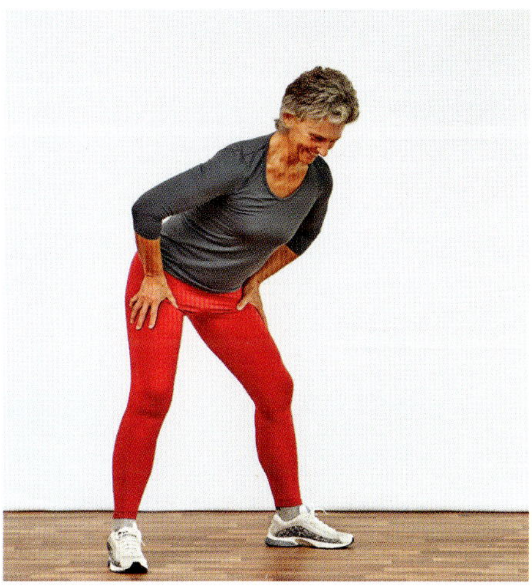

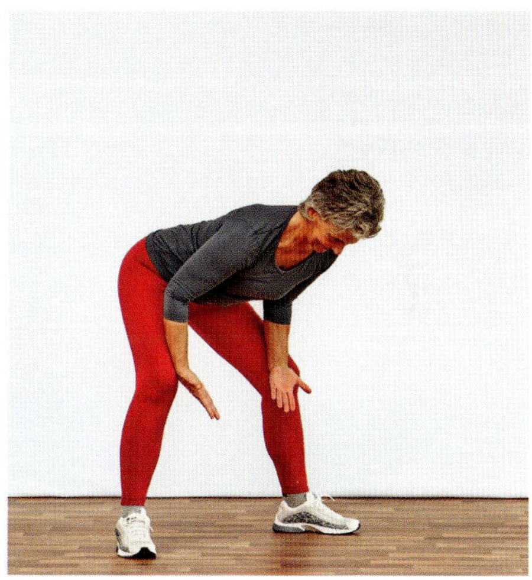

Wenn Ihre Oberschenkelrückseiten eine gute Beweglichkeit aufweisen, können Sie beide Übungen ohne den Stuhl ausführen. Stützen Sie sich mit den Händen oder eventuell sogar mit den Unterarmen auf den Oberschenkelmuskeln ab. Achten Sie darauf, dass die Sitzbeinhöcker jederzeit nach hinten-oben und in Richtung Decke streben.

# Dehnung der Gesäßmuskulatur

Hilft bei Rückenbeschwerden, Ischiasbeschwerden und hält die Hüfte beweglich. Gut für Vielsitzer.

Bei einem künstlichen Hüftgelenk sollten Sie auf diese Übung verzichten.

Stellen Sie in der Rückenlage beide Füße in der Breite Ihrer Hüftgelenke auf den Boden. Legen Sie gerne zur Unterstützung ein kleines Kissen unter Ihren Kopf. Ertasten Sie die Beckenschaufeln und bringen Sie diese auf gleiche Höhe, also nebeneinander. Zur Vorbereitung lassen Sie das Becken sanft vor- und zurückgehen, sodass der untere Rücken im Wechsel sanft den Boden berührt und sanft in die Luft geht (Hohlkreuz).

1

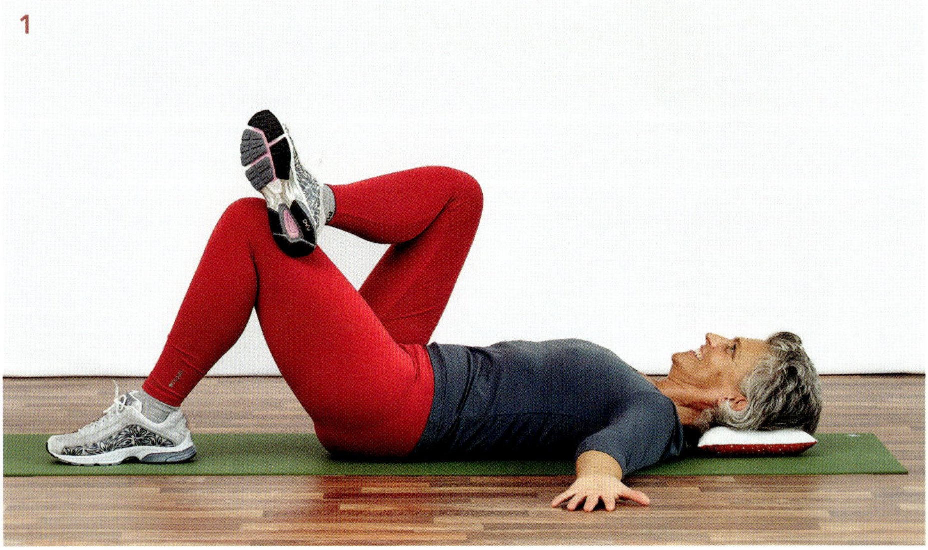

**1** Wenn diese kleine Bewegung schmerzfrei stattfindet, legen Sie den rechten Fußknöchel auf dem linken Oberschenkel ab. Ertasten Sie noch einmal Ihre Beckenschaufeln und richten Sie diese wieder nebeneinander ein. Anschließend führen Sie das Vor und Zurück des Beckens mehrfach hintereinander aus.

Nehmen Sie jetzt schon eine Dehnung im Bereich der Gesäßmuskulatur wahr, eventuell mit Zug ins Bein hinein? Sollte Ihr rechtes Hüftgelenk beweglich genug sein, lassen Sie das rechte Knie etwas mehr nach außen sinken, die Dehnung kann stärker werden.

An dieser Stelle legen Sie gern eine Pause ein. Schütteln Sie die Beine und das Becken leicht aus.

2

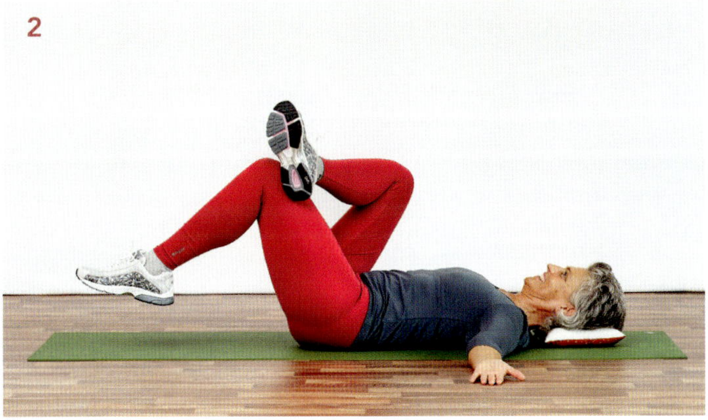

**2** Legen Sie wieder den rechten Fuß auf den linken Oberschenkel, bei nebeneinanderstehenden Beckenschaufeln. Beobachten Sie Ihren Atem. Während des Ausatmens heben Sie den linken Fuß vom Boden ab und während des Einatmens stellen Sie ihn wieder auf den Boden zurück.

Zwei Dinge werden Sie wahrnehmen: 1. Kraftanstrengung im linken Oberschenkel und 2. eine (noch) stärkere Dehnung im rechten Gesäßbereich. Wiederholen Sie das Heben und Abstellen einige Male.

3

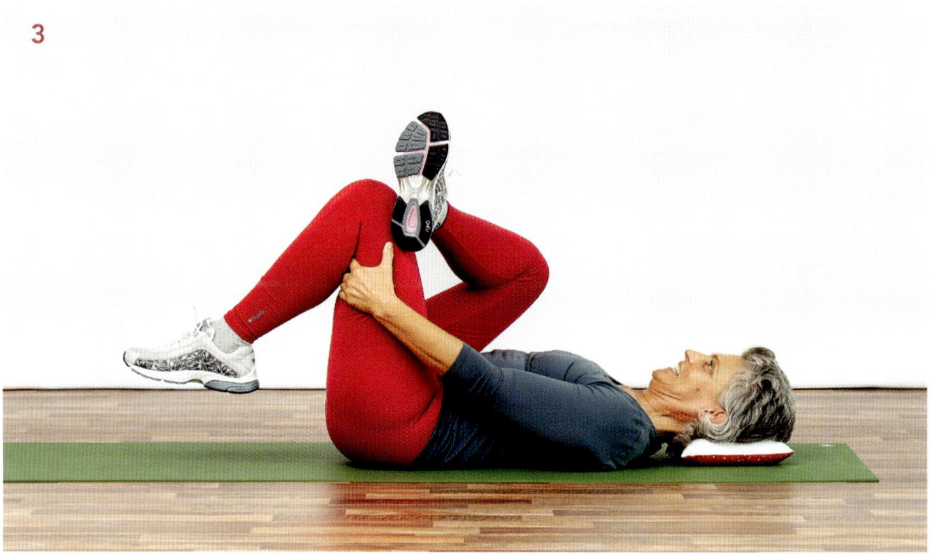

**3** Wenn sich alles gut anfühlt, halten Sie den linken hinteren Oberschenkel mit der linken Hand fest. Nun ist eine deutliche, dauerhafte Dehnung im Gesäßbereich zu spüren. Lassen Sie Ihren Atem ruhig und gleichmäßig fließen, verweilen Sie bis zu einer Minute in der Dehnposition und lösen Sie die Dehnung behutsam auf.

Bevor Sie die zweite Seite dehnen, lockern Sie sich in Ruhe aus, indem Sie z. B. die Beine am Boden ausgestreckt im Wechsel auf- und abklopfen. Starten Sie erneut mit der Vorbereitung des Beckenkippens und gehen Sie Schritt für Schritt mit der zweiten Seite voran. Beachten Sie, dass jede Seite eigene Bewegungsmöglichkeiten hat, und legen Sie übertriebenen Ehrgeiz zur Seite. Dennoch, üben Sie regelmäßig, damit positive Veränderungen in Ihrer Beweglichkeit Einzug halten können!

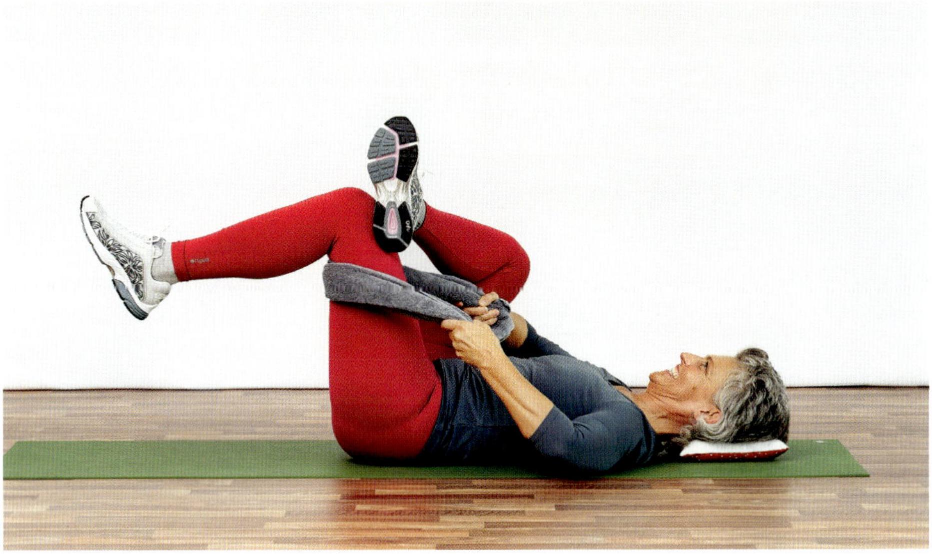

Manchmal fehlen nur zwei, drei Zentimeter, um das Bein festhalten zu können. Um diesen Abstand zu überbrücken, kann Ihnen ein Handtuch oder ein breiteres Gummiband helfen: Legen Sie das Handtuch oder das Gummiband von außen nach innen um den hinteren Oberschenkel des Stand- bzw. Haltebeins herum, halten Sie die Enden mit je einer Hand fest. Ziehen Sie beim nächsten Ausatmen das Bein zu sich heran und bleiben Sie bis zu einer Minute in der Dehnung.

# Dehnung der tiefen Gesäßmuskulatur

Fördert die Beweglichkeit im unteren Rückenbereich und mobilisiert die seitlichen und spiralförmigen Faszienlinien des Körpers. Unterstützt die Gleitfähigkeit des Ischiasnervs. Dehnt auch den unteren Rücken. Empfehlenswert für Vielsitzer und Läufer.

1

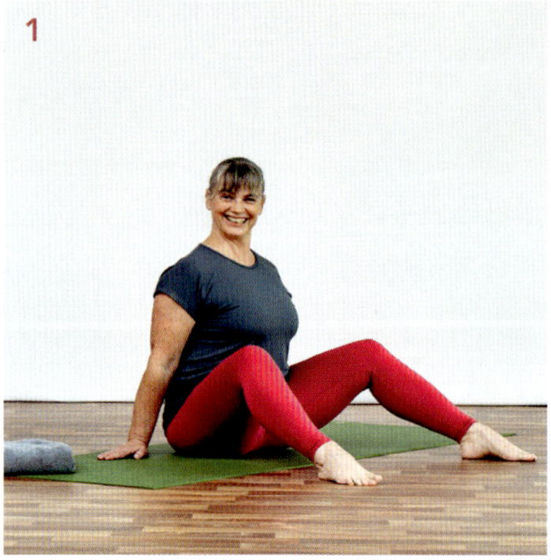

**1** Setzen Sie sich auf die Matte und stellen Sie die Beine überhüftbreit auf. Achten Sie auf die Beinlinie, dabei zeigen die Knie und Fußspitzen leicht nach außen in eine Richtung. Stützen Sie die Arme hinter dem Körper auf, die Hände zeigen zur Seite. Die Ellbogengelenke sind leicht gebeugt. Richten Sie den Oberkörper auf, heben Sie das Brustbein stolz an und aktivieren Sie die Bauchspannung, indem Sie den Bauchnabel nach innen-oben ziehen.

2

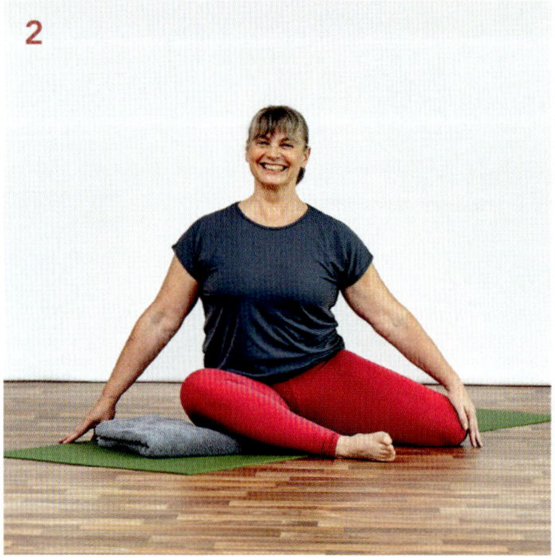

**2** Pendeln Sie Ihre Beine langsam zur rechten Seite, bis Sie eine seitliche Sitzposition erreichen. Dabei versuchen Sie, das vordere Bein so weit wie möglich in eine 90-Grad-Position zu bringen. Unter- und Oberschenkel sollten komplett auf dem Boden aufliegen, um das Kniegelenk zu schonen. Unterlagern Sie den Kniebereich gern mit einem Handtuch, wenn Sie das rechte Knie nicht am Boden ablegen können. Stützen Sie sich mit der rechten Hand neben dem Bein ab, der Oberkörper bleibt aufgerichtet, der Bauch angespannt. Sie spüren evtl. bereits jetzt eine Dehnspannung in der rechten Gesäßhälfte. Verweilen Sie hier einige Atemzüge.

3

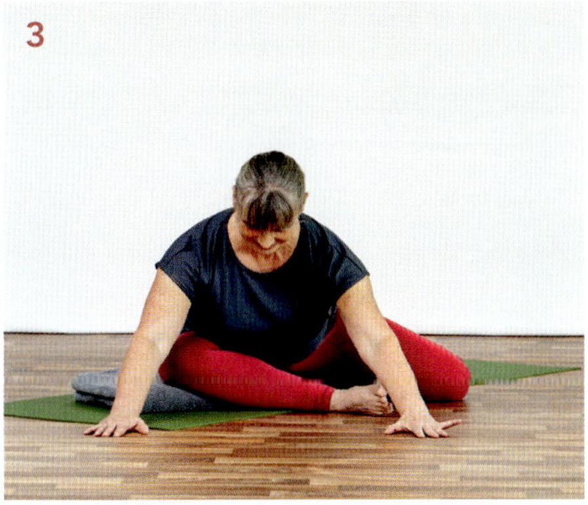

**3** Verstärken Sie die Dehnspannung durch das Absenken des Oberkörpers über den vorderen Unterschenkel, indem Sie mit den Händen immer weiter nach vorn wandern. Achten Sie dabei auf eine gute Rumpfspannung und Aufrichtung der Wirbelsäule. In der Endposition bleiben Sie bis zu einer MInute. Lösen Sie die Position und wechseln Sie zur anderen Seite.

## VARIANTE

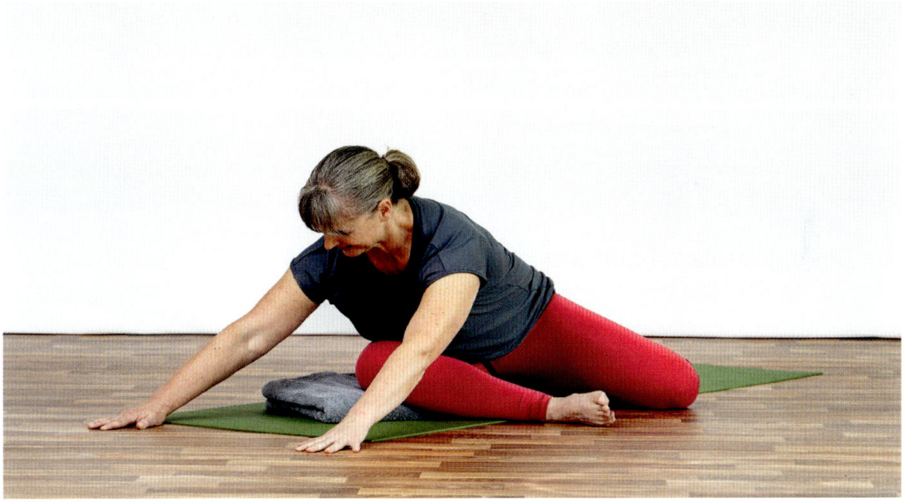

Wandern Sie in Ihrer persönlichen Endposition mit den Händen von einer Seite zur anderen und verbleiben Sie immer einige Atemzüge in der neuen Position. Sie werden dabei eine veränderte Dehnspannung von weniger intensiv bis stärker intensiv je nach Seite wahrnehmen.

# Dehnung der Gesäßmuskulatur und Öffnung des Brustkorbraums

Hält den Rumpf und die Hüfte beweglich. Hilft bei Rückenbeschwerden und dient zur Vorbeugung von Ischiasbeschwerden. Wirkt positiv auf die Faszien.

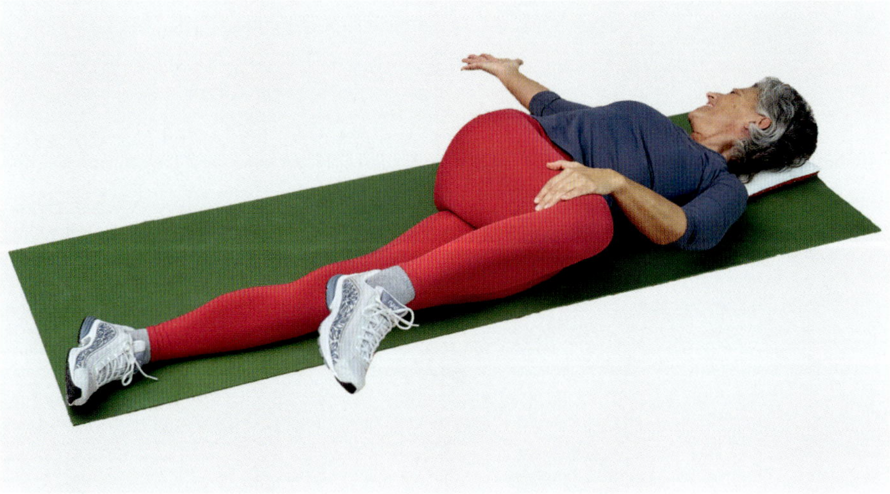

Diese Übung findet in der Rückenlage statt. Legen Sie sich ein Kissen für den Kopf bereit und gehen Sie dann sicher auf den Boden.

In der Rückenlage angekommen, legen Sie das linke Bein lang ausgestreckt auf dem Boden ab, den rechten Arm legen Sie seitlich ausgestreckt etwas unter Höhe der Schulter ab und ziehen das rechte Bein zu sich heran. Halten Sie den Oberschenkel des rechten Beins außen oder innen mit der linken Hand fest. Der Kopf sowie die Schultern bleiben dabei am Boden liegen. Das rechte Knie steht senkrecht direkt über dem rechten Hüftgelenk. Heben Sie nun ganz sanft die rechte Seite des Beckens vom Boden ab: Hier kommt der linke Arm ins Spiel, da er nun das rechte Bein weiter zu seiner linken Seite zieht. Gehen Sie mit dem rechten Bein so weit nach links, bis Sie eine Dehnung in der rechten Beckenhälfte, hin zum Gesäß wahrnehmen, und lassen Sie die rechte Schulter und den rechten Arm am Boden liegen. Möglicherweise fällt Ihnen dies schwer und Sie spüren dort, in der rechten Schulter vorn und in der Brustmuskulatur ebenfalls eine Dehnung. Wenn Sie können und mögen, drehen Sie den Kopf auf dem Boden oder auf dem Kissen liegend in die entgegengesetzte Richtung des Beins, also nach rechts.

Atmen Sie ruhig und bewusst ein und aus. Wie intensiv empfinden Sie die Gesäßdehnung? Falls Sie sich schon im Bereich 9 der Dehnskala befinden, gehen Sie wieder ein Stück zurück und verweilen Sie mindestens 30 Sekunden in der Dehnposition. Justieren Sie gegebenenfalls die Dehnposition nach, wenn Sie spüren, dass der Dehnungsreiz weniger wird oder sogar verschwindet. Üben Sie danach die andere Seite.

## VARIANTE

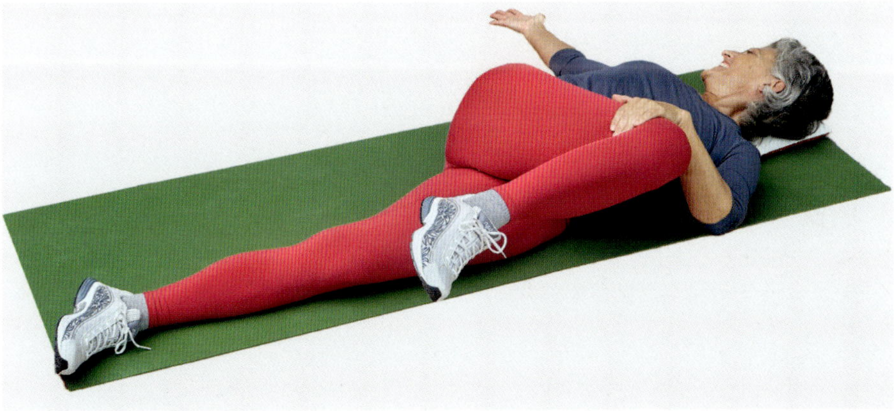

Gehen Sie in die zuvor beschriebene Dehnposition, bei der sich das rechte Knie immer in der Linie des Hüftgelenks befindet. Mit dem rechten Bein auf der linken Seite angekommen, ziehen Sie nun das rechte Knie etwas mehr in Richtung Bauch. Die Dehnung verlagert sich dadurch von den mehr seitlich am Becken sitzenden Gesäßmuskeln zu den hinten am Becken liegenden.

# Schultern, Arme und Hände

# Dehnung der Brustmuskulatur

Öffnet den Atemraum, hält die Schultergelenke beweglich und entlastet durch die aufrechte Körperhaltung die Halswirbelsäule. Gegenbewegung zur Beugehaltung.

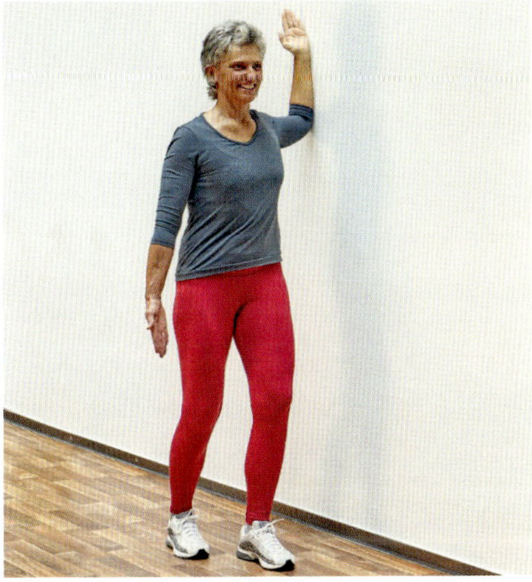

## AN DER WAND

Stellen Sie sich mit etwas Abstand seitlich zur Wand in Schrittstellung auf, wobei das Bein, das näher an der Wand ist, nach vorn gestellt ist. Beugen Sie beide Knie, spannen Sie die Bauchdecke nach innen-oben an und heben Sie den wandnahen Arm nach vorn über Schulterhöhe an. Führen Sie den Arm angewinkelt in Richtung Wand, sodass schließlich der ganze Unterarm vom Ellbogen bis zur Hand die Wand berührt.

Verändern Sie gern die Höhe des Ellbogens an der Wand oder an der Tür, um unterschiedliche Bereiche der Brustmuskulatur mit einem Dehnungsreiz zu versehen.

Platzieren Sie den Ellbogen etwas unter Schulterhöhe hinter die Schulter und spüren Sie, wie im vorderen Schulterbereich eine leichte Zugspannung entsteht. Ziehen Sie nun sanft die Schultern nach unten. Mit dem nächsten Ausatmen verlagern Sie das Körpergewicht sanft nach vorn. Dabei halten Sie den Schultergürtel nach vorn ausgerichtet, wodurch eine Dehnung in der Brustmuskulatur und in der vorderen Schulter bis in den oberen Arm hinein entsteht.

Bleiben Sie in dem Dehnungsschmerz, er sollte sich im Bereich 5 bis 8 der Dehnskala befinden, und atmen Sie ruhig ein und aus. Halten Sie die Dehnung bis zu einer Minute aufrecht, lösen Sie sich sanft aus der Haltung und schütteln Sie sich aus, bevor Sie die andere Seite dehnen.

## IM TÜRRAHMEN

Möchten Sie lieber den Türrahmen nutzen, stellen Sie sich seitlich in den Türrahmen und platzieren Sie den Arm an der hinteren, schmalen Zarge. Sie nutzen diese quasi als Widerstand.

# Dehnung der Brustmuskulatur und der vorderen Schultermuskulatur

Wirkt positiv auf den Atemraum und die Beweglichkeit der Wirbelsäule. Gegenbewegung zur Beugehaltung.

Wenn Sie feststellen, dass Sie den Kopf nicht bis zum Boden absenken können, legen Sie sich ein kleines Kissen unter. Sollte die Ablage des vorderen Beins schmerzhaft sein, nehmen Sie ein größeres Kissen als Unterlage. Ein gefaltetes Handtuch oder eine Wolldecke kann zur Polsterung unter das Becken gelegt werden.

1

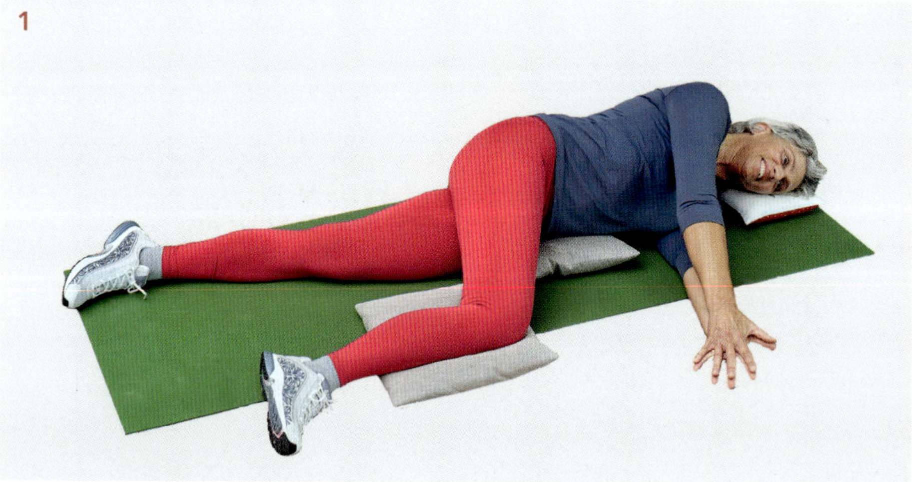

**1** Richten Sie sich in der Seitenlage ein, indem Sie den unteren Arm vorn ablegen und das obere Bein angewinkelt vorn auf dem Boden platzieren. Den oberen Arm legen Sie auf dem unteren Arm ab, sodass die Handinnenflächen aufeinanderliegen. Der Kopf sinkt sanft in Richtung Boden und wird dort abgelegt.

2

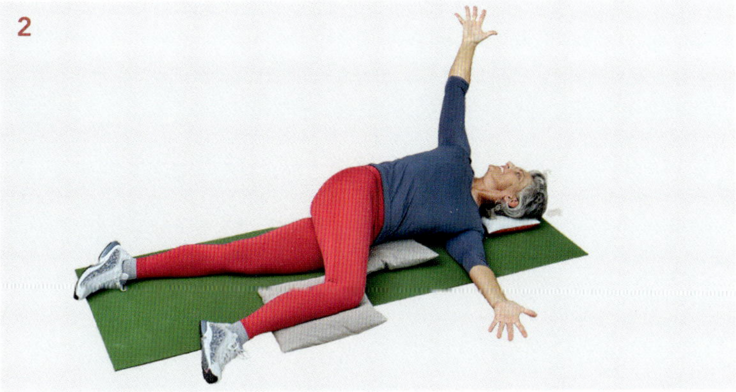

**2** Strecken Sie die Wirbelsäule aktiv in die Länge und heben Sie das Brustbein nach vorn-oben an. Mit der nächsten Einatmung heben Sie den oberen Arm lang ausgestreckt in Richtung Decke an, der Kopf und der Blick folgen dem Arm.

3

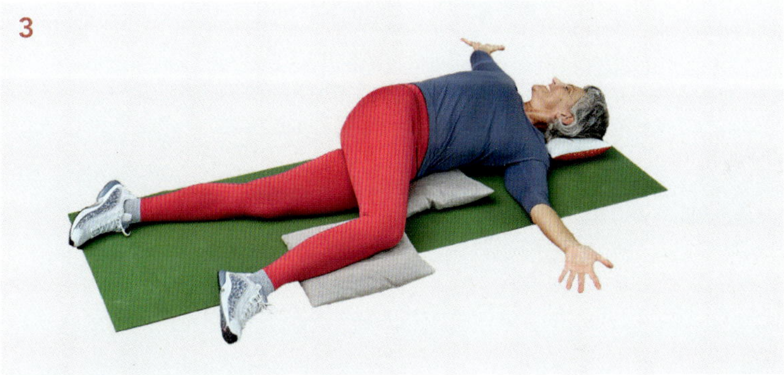

**3** Mit der Ausatmung führen Sie den Arm hinter den Rumpf in Richtung Boden, die Handinnenfläche zeigt nun in Richtung Decke. Ein erstes Dehngefühl wird in der vorderen Schulter spürbar. Das nach vorn abgelegte Bein bleibt konstant auf dem Boden liegen, während Sie die Schulter des angehobenen Arms in Richtung Boden sinken lassen. Verweilen Sie in einem Dehngefühl im Bereich 5 bis 8 der Dehnskala und lassen Sie Ihren Atem weiterhin ruhig ein- und ausfließen. Nach einer Minute lösen Sie die Dehnung auf, lockern sich, legen sich auf die andere Seite und beginnen mit der Dehnung auf der zweiten Seite.

# Dehnung der Hand- und Unterarmmuskulatur

Hält die Handgelenke und Finger beweglich und stärkt die Greif- und Streckfunktion. Gegenbewegung zur Beugung.

Zur Vorbereitung auf die nachfolgende Dehnübung bewegen Sie sanft Ihre Handgelenke: hin und her, im Kreis sowie auf und ab. Bewegen Sie sie so lange im Wechsel, bis Sie spüren, dass sich Ihre Gelenke etwas wärmer und etwas durchbluteter anfühlen.

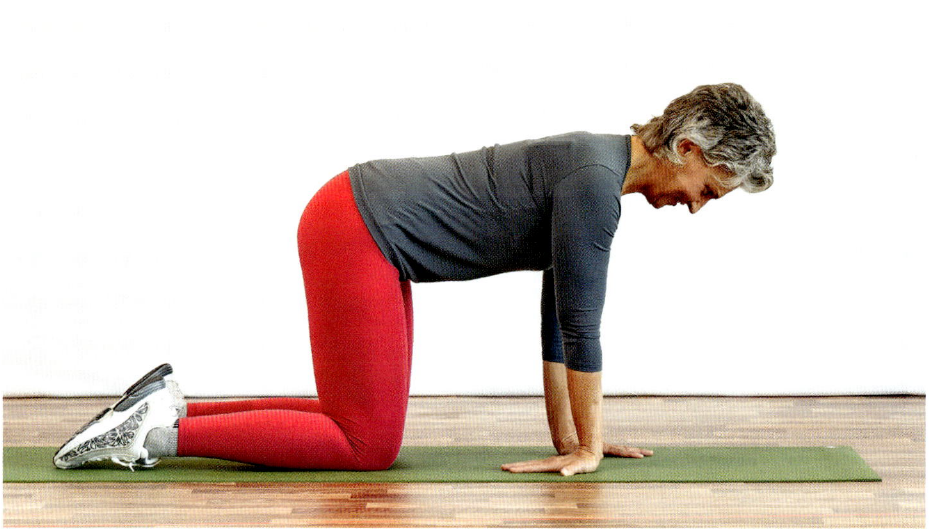

Gehen Sie rückengerecht auf den Boden und richten Sie sich im Vierfüßlerstand ein: Die Knie sind unterhalb der Hüftgelenke aufgestellt, die Hände bilden zusammen mit den Armen eine senkrechte Linie zu den Schultern, die Sie bei gehobenem Brustbein Richtung Rumpf und Becken fließen lassen. Strecken Sie die Füße am Boden aus. Aktivieren Sie die Bauchdecke nach innen-oben. Spüren Sie, wie präsent und aktiv sich diese Position anfühlt.

Heben Sie die rechte Hand etwas an und drehen Sie den rechten Arm so weit nach außen, dass die Fingerspitzen in Richtung Körper zeigen, wenn Sie die Hand wieder auf dem Boden aufsetzen. Achten Sie auf Ihre Schulter, diese zieht weiterhin weg vom Ohr hin zum Becken.

Spüren Sie schon eine Dehnung in der Hand und im Arm? Sollte der Dehnungsreiz im Bereich 8 der Dehnskala sein, verweilen Sie einen

Moment in dieser Dehnung, lockern Sie die Arme etwas aus und dehnen Sie anschließend den linken Arm. Mit ein bisschen Übung werden Sie die Dehnung wie folgt ausführen können.

Schieben Sie behutsam das Becken in Richtung Füße. Dabei bleibt Ihre rechte Hand weiterhin fest auf dem Boden und Ihr Atem fließt ruhig ein und aus. Bleiben Sie in der Dehnposition, in der der Dehnungsschmerz im Bereich 5 bis 8 der Dehnskala liegt. Halten Sie die Dehnung bis zu einer Minute aufrecht, lockern Sie danach die Arme und Hände und freuen Sie sich auf die zweite Dehnrunde mit dem linken Arm.

Oftmals stellt das Sich-auf-die-Hände-Stützen eine Herausforderung dar. Die Gründe dafür sind unterschiedlicher Art: Arthrose und andere alters- oder unfallbedingte Veränderungen im Gelenk, zu wenig Übung, sprich Beanspruchung der Hände, oder Erschlaffung der Unterarmmuskulatur. Oft treffen die einzelnen Komponenten aufeinander. Doch noch häufiger liegt es auch an der fehlenden aktiven, muskulär geführten Stütztechnik! Diese kann selbst bei degenerativen Einschränkungen helfen, sich das Stützen zumindest für kurze Augenblicke zurückzuerobern! Folgen Sie einfach den Anweisungen im Tipp der rechten Spalte.

## VARIANTE

Sie befinden sich in der zuvor beschriebenen Dehnposition. Variieren Sie den Dehnungsschmerz innerhalb des Bereichs 5 bis 8, indem Sie mit Ihrem Becken sanft zurück- und wieder etwas vorfließen. Durch diese Dynamik wird die Hand- und Armdehnung mal stärker, mal schwächer.

Setzen Sie Ihre Hände vom Handgelenk (Handwurzelbereich) bis zu den Fingerspitzen aktiv ein: Zuerst berühren die Handballen nahe dem Handgelenk den Boden, über die ganze Handlänge fließt die Belastung weiter bis zu jedem Fingerballen (Fingerspitze), sodass sich durch den Druck die Fingerspitzen leicht weiß färben. Mit dieser Belastungsverteilung entsteht eine kleine Höhle im Bereich der Handinnenfläche, die dem Ganzen gute Stabilität verleiht, wie die Bogenkonstruktion einer Kirche oder einer Brücke, und zudem Ihre Unterarmmuskulatur aktiviert, sodass sich die Belastung für das Handgelenk verringert. Da Sie gerade auch im Alter die Stützkraft der Hände und damit die helfende Kraft der Arme benötigen, um z. B. von einem Stuhl aufzustehen, sollten Sie das Üben der Hand- und Stützkraft in Ihren Alltag integrieren. Natürlich gilt auch hier: Gehen Sie Stück für Stück voran und nehmen Sie Rücksicht auf Ihre Begrenzungen.

# Dehnung der Unterarm- und Handmuskulatur

Hält die Handgelenke und Finger beweglich und stärkt die Greif- und Streckfunktion.

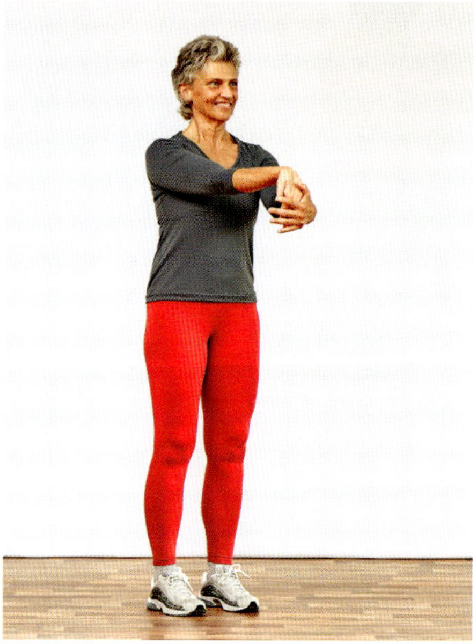

Zur Vorbereitung auf die nachfolgende Dehnübung bewegen Sie sanft Ihre Handgelenke: hin und her, im Kreis sowie auf und ab. Bewegen Sie sie so lange im Wechsel, bis Sie spüren, dass sich Ihre Gelenke etwas wärmer und etwas durchbluteter anfühlen.

Stehen Sie aufrecht, heben Sie bewusst das Brustbein nach vorn-oben an und lassen Sie die Schulterblätter in Richtung Becken hinabfließen, als wollten Sie diese in die Hosentaschen stecken. Führen Sie den rechten Arm ausgestreckt nach vorn bis kurz unter Schulterhöhe und winkeln Sie das Handgelenk an, sodass die Finger inklusive Daumen nach unten in Richtung Boden zeigen. Legen Sie die linke Hand von vorn gegen den Daumen und die Finger der rechten Hand, ziehen Sie diese in Richtung Unterarm zu sich heran und behalten Sie die Streckung des rechten Arms bei. Während Sie ruhig ein- und ausatmen, fühlen Sie in die Dehnung hinein: Von den Fingern über die Handfläche bis in den Unterarm können Sie einen Dehnungsreiz wahrnehmen – vielleicht sogar über Ihr Ellbogengelenk hinweg? Verweilen Sie bis zu einer Minute in der Dehnung und wechseln Sie danach zum anderen Arm.

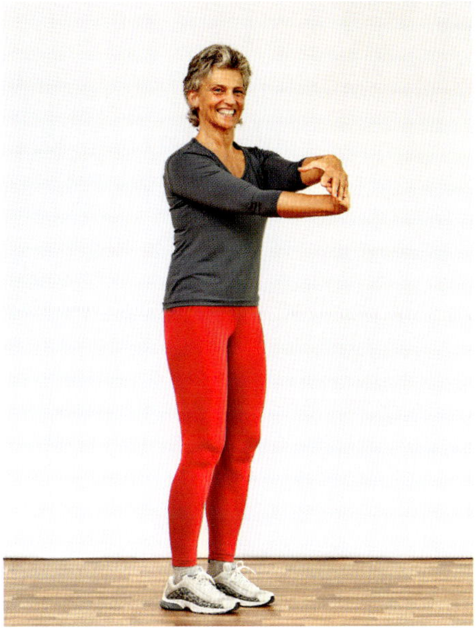

## VARIANTE 1

Schaffen Sie einen Unterschied in der Dehnung, indem Sie den rechten Arm nach außen gedreht vor dem Körper halten, die herangezogenen Fingerspitzen der rechten Hand zeigen nach rechts. In dieser Position wird der linke Arm über den rechten Unterarm gekreuzt, um wieder den Zug mit der linken Hand auf die Finger und den Daumen auszuüben.

Probieren Sie gern die Dehnung aus, wenn der rechte Arm nach innen gedreht ist und die Finger der rechten Hand nach links zeigen, dabei zeigt Ihr Handrücken zum Körper.

## VARIANTE 2

In einer der oben beschriebene Positionen variieren Sie die Dehnungsarbeit: Nachdem Sie mit der linken Hand sanften Zug auf die rechte Hand ausgeübt haben, drückt die rechte Hand für fünf Sekunden kräftig gegen die Finger der linken Hand, wodurch eine kurzweilige Anspannung der Hand- und Unterarmmuskulatur entsteht. Danach lässt die rechte Hand los und die linke Hand zieht erneut die rechte Hand in Richtung Unterarm heran. Führen Sie diesen Spannungswechsel mehrmals hintereinander aus und fühlen Sie, wie sich die Dehnfähigkeit und die Dehnintensität verändern.

# Dehnung des oberen Rückens und der hinteren Schulter

Positive Wirkung auf die Beweglichkeit der Schulterblätter und der Wirbelsäule sowie auf den Atemraum.

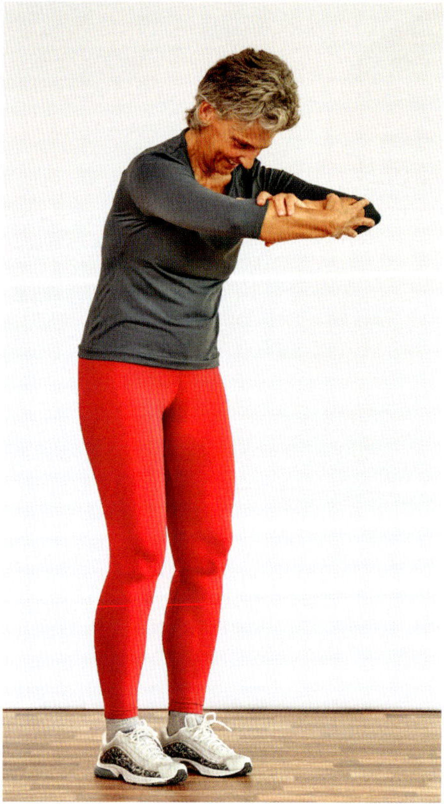

Stehen Sie im aufrechten hüftbreiten Stand und beugen Sie leicht die Knie, damit sich das Becken automatisch in seine natürliche Position unterhalb der Schulterblätter einfinden kann. Heben Sie das Brustbein nach vorn-oben an und streben Sie mit dem höchsten Punkt Ihres Kopfes nach oben, als würden Sie an einem Band in die Länge gezogen werden. In dieser Länge aktivieren Sie die Bauchdeckenspannung nach innen-oben. Ihre Schulterblätter ruhen in der natürlichen Position am Rumpf.

Heben Sie beide Arme nach vorn vor den Brustkorb und winkeln Sie sie an, sodass sich beide Unterarme berühren und jede Hand sanft den anderen Arm greift. Nun streben Ihre Ellbogen schon einmal leicht nach vorn, obwohl Sie noch aufrecht stehen. Atmen Sie ein.

Lassen Sie mit der Ausatmung das Brustbein nach innen-unten sinken und schieben Sie die Ellbogen nach vorn, während Sie den oberen Rücken nach hinten schieben. Dabei fließen die Schulterblätter auseinander und quasi nach vorn.

Nehmen Sie wahr, wie der Bereich von der Brustwirbelsäule hin zu den Schulterblättern und den hinteren Schultern gedehnt wird? Halten Sie den Zug der Ellbogen nach vorn und die Weite im oberen Rücken und damit die Dehnung für eine Minute bei gleichmäßig fließendem Atem aufrecht. Danach richten Sie sich auf, lockern sich und wiederholen die Dehnübung ein zweites Mal. Zum Abschluss bewegen Sie die Schultern leicht und locker durch und genießen die größere Flexibilität im oberen Rumpf.

## VARIANTE

Kommen Sie in der Dehnposition wie zuvor beschrieben an. Bewegen Sie nun ganz leicht und aufmerksam die Ellbogen nach rechts und nach links: Der Dehnungsreiz wird mal stärker, mal schwächer ausfallen. Spielen Sie mit der Dehnung und suchen Sie nach neuen Dehnungsreizen. Verweilen Sie gern einen Moment in dem intensiveren Dehnungsgebiet und lassen Sie Ihren Atem in dieses Gebiet hinein- und hinausfließen. Nehmen Sie wahr, wie vielfältig die Dehnung ist?

Haben Sie nach dieser Übung das Bedürfnis, sich auch noch einmal in die andere Richtung zu öffnen? Dann können Sie gern die Dehnung der Brustmuskulatur von Seite 31 oder die Dehnung der Brustmuskulatur und der vorderen Schultermuskulatur von Seite 92 ausführen. Dadurch wird der obere Bereich des Rumpfs gut durchbewegt und kommt mehr in sein natürliches Gleichgewicht.

# Rumpf

# Dehnung der seitlichen Rumpfmuskulatur im Stehen

Sorgt für mehr Beweglichkeit im Bereich der Wirbelsäule und für mehr Weite in dem Atemraum. Wirkt positiv auf die Faszien.

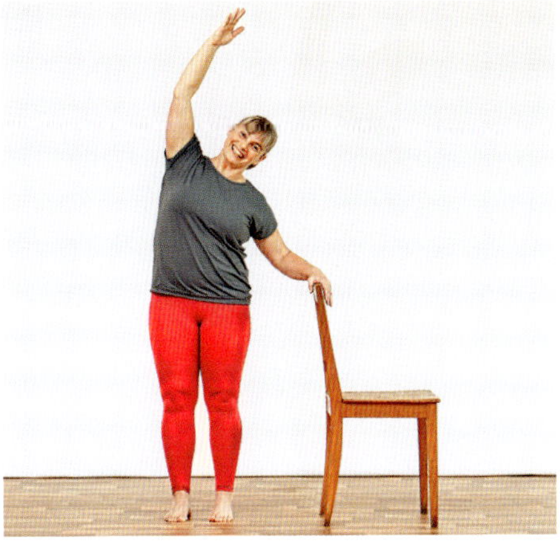

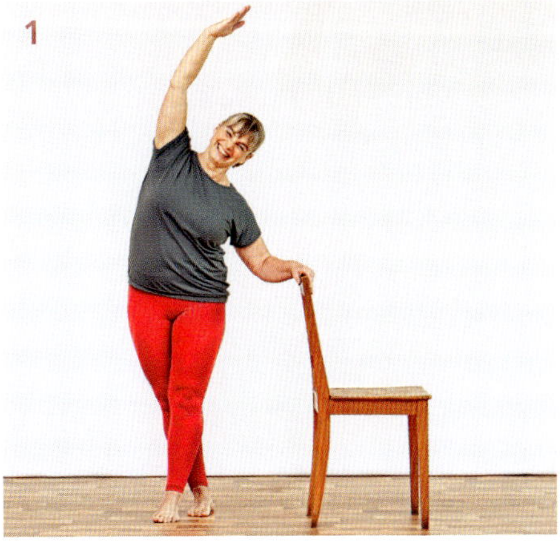

Stehen Sie aufrecht im hüftgelenksbreiten Stand mit leicht gebeugten Knien seitlich neben dem Stuhl. Ihr Brustbein ist stolz aufgerichtet, ein Arm ist an der Hüfte abgestützt, der andere Arm stützt sich für einen stabilen Stand an der Rückenlehne des Stuhls ab.

Mit der Einatmung führen Sie Ihren freien Arm seitlich über Kopfhöhe und ziehen Sie die Schultern aktiv in Richtung Becken.

Beim Ausatmen führen Sie den Arm über den Kopf hinweg, bis Ihr Körper unter Beibehaltung der Bauchspannung einen sanft geschwungenen Bogen bildet.

Halten Sie die Dehnposition bis zu einer Minute, während Sie ruhig und gleichmäßig atmen. Atmen Sie bewusst in die geöffnete Seite ein, sodass sich die Rippen weiten. Anschließend lockern Sie die Schultern und wiederholen die Dehnung zur anderen Seite.

**VARIANTE 1**

Fühlen Sie sich in der Position sicher und stabil, dann probieren Sie Folgendes: Kreuzen Sie das äußere Bein nach hinten, stellen Sie den Fuß auf und verfahren Sie weiter wie oben beschrieben. Die Standposition wird durch das Rückkreuzen des Fußes instabiler, notfalls stützen Sie sich wieder an der Rückenlehne des Stuhls ab.

# Dehnung der seitlichen Rumpfmuskulatur im Sitzen

Hält die Brustwirbelsäule beweglich und weitet den Atemraum. Wirkt positiv auf die Faszien im Rumpf-Arm-Bereich.

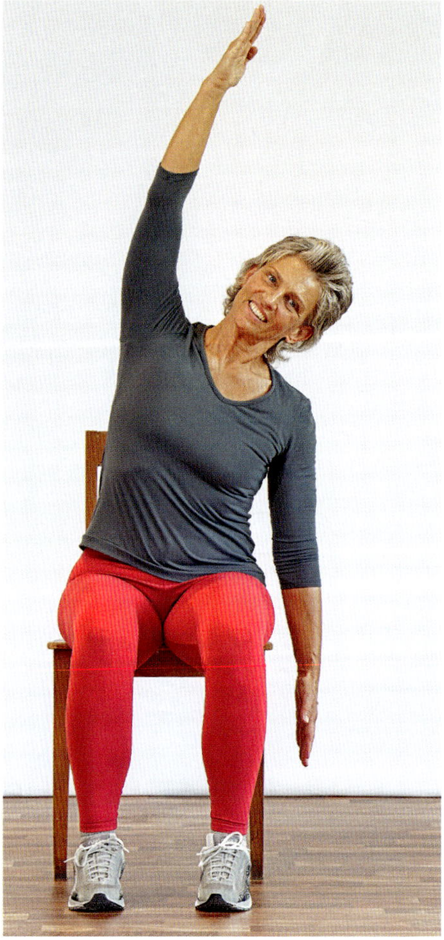

Sie sitzen im vorderen Drittel des Stuhls. Ihre Wirbelsäule ist aufgerichtet, dabei strebt Ihr Scheitelpunkt in Richtung Decke und Sie bauen eine sanfte Bauchspannung auf, indem Sie den Bauchnabel nach innen-oben ziehen wie einen Reißverschluss.

Mit der Einatmung führen Sie den rechten Arm seitlich über Kopfhöhe und ziehen die Schultern aktiv in Richtung Becken.

Beim Ausatmen führen Sie den Arm nach links über den Kopf hinweg, bis Ihr Körper einen sanft geschwungenen Bogen bildet.

Bleiben Sie während der Dehnung mit beiden Sitzbeinen auf der Sitzfläche des Stuhls verankert. Halten Sie die Dehnposition bis zu einer Minute, während Sie ruhig und gleichmäßig atmen. Atmen Sie bewusst in die rechte Seite ein, sodass sich die Rippen weiten. Anschließend lockern Sie Ihre Schultern und wiederholen die Dehnung zur anderen Seite.

### VARIANTE 1

Nehmen Sie die Dehnposition wie zuvor beschrieben ein und federn Sie sanft mit Arm und Körper zur Seite. Achten Sie darauf, bei der Ausführung des Federns ohne Schwung zu arbeiten und im Bereich der Dehnspannung zu bleiben.

### VARIANTE 2

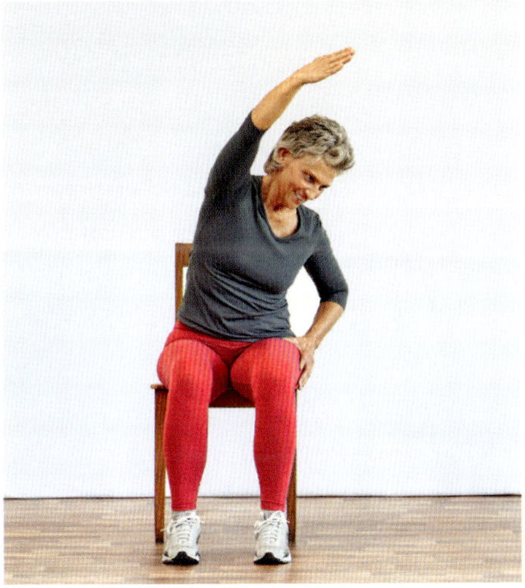

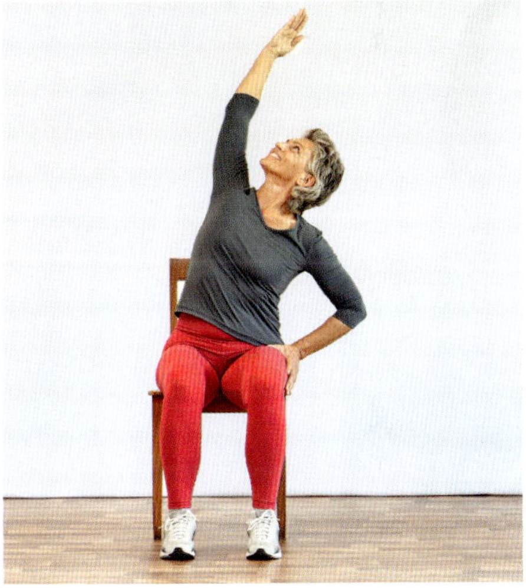

In der Endposition der Dehnung nehmen Sie mehrmals nach zwei bis drei Atemzügen (ca. alle 10 Sekunden) eine neue Arm- und Rumpfposition ein. Spüren Sie nach, ob sich die Dehnintensität oder der Spannungsverlauf in der zu dehnenden Muskulatur verändert. Seien Sie kreativ und suchen Sie neue Dehnimpulse.

# Dehnung der Bauchmuskulatur – Dehnlagerung

Entspannt das Zwerchfell und den Beckenboden, entlastet die Bandscheiben im unteren Rücken, hilft bei Beschwerden im unteren Rücken und wirkt positiv auf das vegetative Nervensystem.

1

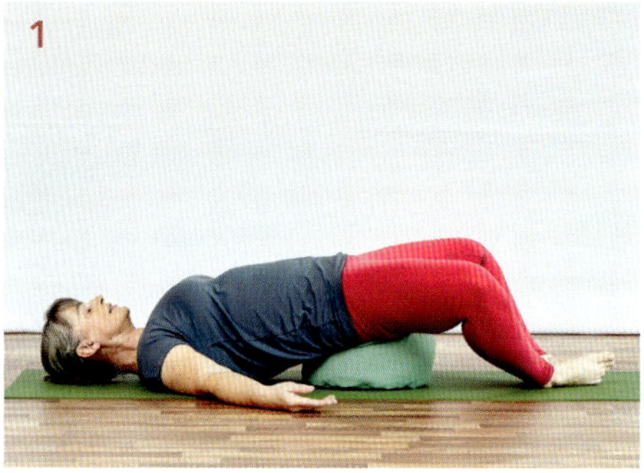

2

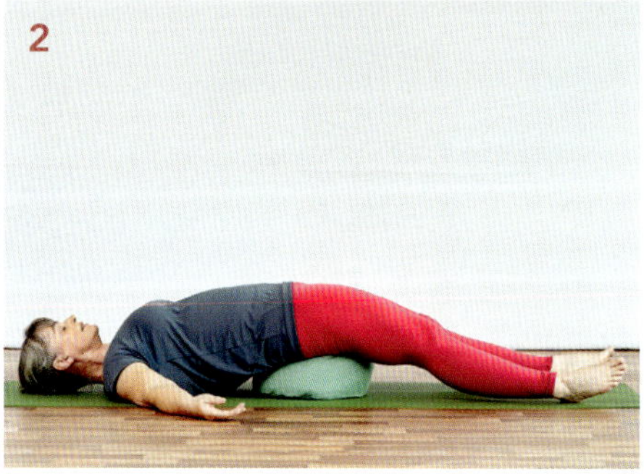

3

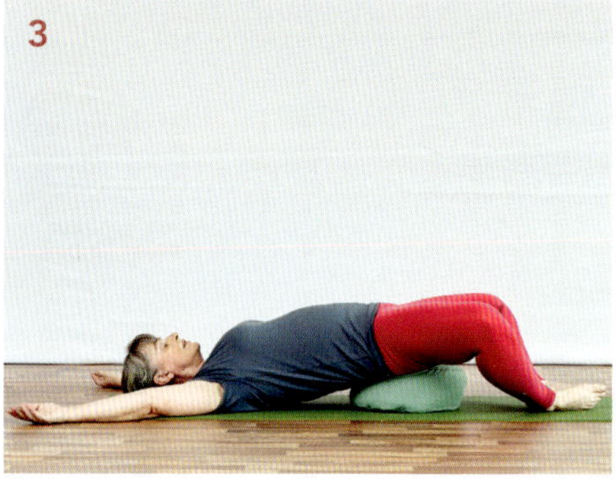

**1** Stellen Sie in der Rückenlage auf der Matte die Beine an. Heben Sie das Becken und unterlagern Sie es mit einem dicken Kissen oder einem Yogakissen. Dabei liegen Ihre Arme entspannt neben dem Körper. Öffnen Sie die Beine wie die Flügel eines Schmetterlings und legen Sie dabei die Fußsohlen gegeneinander. Lassen Sie sich in die Position hineinschmelzen. Atmen Sie bewusst tief in den Bauchraum ein und wieder entspannt aus. Beobachten Sie, wie Ihre Bauchdecke sich im Atemfluss hebt und senkt.

Sie können die Position in der Dehnlagerung leicht verändern, indem Sie Ihre Füße weiter vom Kissen entfernt aufsetzen, **2** die Beine strecken oder **3** die Arme in eine V-Position über dem Kopf ausstrecken. Spüren Sie in sich, welche Veränderungen Sie beim Entspannen fühlen.

Zum Abschluss entfernen Sie die Unterlagerung, legen sich entspannt auf den Boden und wandern in Gedanken durch Ihren Körper. Wie fühlt sich Ihr Rücken auf der Matte an, sind alle Muskeln locker, atmen Sie ruhig, fühlen Sie sich entspannt?

Tasten Sie sich langsam an dickere Kissen als ein Yogakissen heran. Testen Sie unterschiedlich dicke Kissen oder rollen Sie ein Handtuch oder eine Decke auf unterschiedliche Höhen zusammen. Vielleicht bevorzugen Sie auch eine feste Unterlage wie eine Faszienrolle oder einen Bücherstapel. Probieren Sie es einfach aus!

---

Folgende Übungen aus den anderen Kategorien nehmen auch Einfluss auf die Rumpfbeweglichkeit:

- Dehnung der Brustmuskulatur und der vorderen Schultermuskulatur (Seite 92)
- Dehnung des oberen Rückens und der hinteren Schulter (Seite 98)
- Dehnung der Gesäßmuskulatur und Öffnung des Brustkorbraums (Seite 88)
- Dehnung der Hüftbeugemuskulatur im Kniestand Variante 1 und 2 (Seite 71)

---

# Ausklang

Mit einem regelmäßigen Stretching- und Mobilisationsritual erhalten Sie Ihrem Körper seine Geschmeidigkeit und Bewegungsweite. Gleichzeitig unterstützen Sie Ihre Entspannungsfähigkeit. Mit diesen Bausteinen und Übungen gehen Sie einen guten ersten Schritt, um im Alltag gesund und agil zu bleiben.

Zudem möchten wir Sie animieren, zusätzlich etwas für die Aufrechterhaltung Ihrer Kraft zu tun. Auch hier benötigen Sie nicht viel Zeit, um zu Hause aktiv zu werden. Wir empfehlen Ihnen einen Blick in das Buch „Starke Workouts für Senioren" (ISBN 978-3-948106-12-6), in dem Sie sowohl einzelne Übungen als auch Mini-Programme für verschiedene Muskelbereiche finden.

Viel Freude beim Üben, bleiben Sie agil und gesund!

**Anke Haberlandt und Ilka Holst**

# Über die Autorinnen

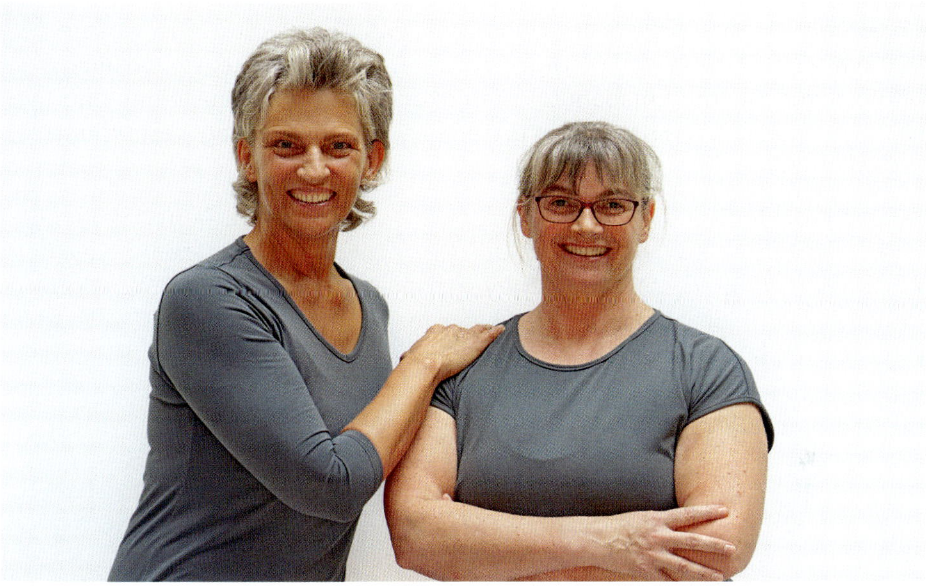

## ILKA HOLST

arbeitet seit über zwanzig Jahren als Unternehmerin im Bereich Sport, Wellness und Personal-Training. Mit viel Herz und Professionalität hilft sie als Gesundheitsexpertin, Einzelpersonen, Gruppen und Unternehmen ihren individuellen Weg zu mehr Wohlgefühl, Gesundheit und Balance zu finden. Sie entwickelt zudem Konzepte für Firmen und Verbände. Als Shiatsu-Praktikerin steht bei ihren vielfältigen Angeboten der Mensch als Ganzes im Vordergrund. Healthy Life!

## ANKE HABERLANDT

bringt als Diplom-Sportlehrerin, lizenzierte Group-Fitness-Trainerin und Rückenschullehrerin (Forum Gesunder Rücken) Bewegung und Schwung in Ihr Leben. Seit vielen Jahren engagiert sie sich als nationale Referentin und Ausbilderin für verschiedene Sportverbände in den Bereichen Group-Fitness, Rücken- und Core-Training sowie Pilates. Als Expertin für Gesundheitsthemen im Bereich Bewegung entwickelt sie Konzepte für Firmen und Sportanbieter. Sie ist Inhaberin eines Gymnastikstudios und gibt mit großer Leidenschaft ihre Erfahrung an die Teilnehmenden weiter.